Arulmani Thiyagarajan

Capital social e talassemia

Arulmani Thiyagarajan

Capital social e talassemia

Uma análise de redes sociais

ScienciaScripts

Imprint
Any brand names and product names mentioned in this book are subject to trademark, brand or patent protection and are trademarks or registered trademarks of their respective holders. The use of brand names, product names, common names, trade names, product descriptions etc. even without a particular marking in this work is in no way to be construed to mean that such names may be regarded as unrestricted in respect of trademark and brand protection legislation and could thus be used by anyone.

Cover image: www.ingimage.com

This book is a translation from the original published under ISBN 978-620-2-30979-0.

Publisher:
Sciencia Scripts
is a trademark of
Dodo Books Indian Ocean Ltd. and OmniScriptum S.R.L publishing group

120 High Road, East Finchley, London, N2 9ED, United Kingdom
Str. Armeneasca 28/1, office 1, Chisinau MD-2012, Republic of Moldova, Europe
Printed at: see last page
ISBN: 978-620-8-32464-3

DEDICAÇÃO

Aos três sistemas de apoio da minha vida: Deus e os meus pais. Sem vós, eu nunca teria existido neste lugar chamado "Terra

Ao Todo-Poderoso - Nesta viagem da minha vida, aproveito cada segundo para vos agradecer a minha existência, A Deus, seja a Glória!

Para os meus pais

Amma, fizeste muitos sacrifícios por mim, obrigada pelo teu amor e apoio incondicionais e por me ensinares que nunca devo desistir.

Appa, és a minha verdadeira inspiração, o teu amor e carinho fizeram-me pensar sempre positivo e isso tornou a minha vida tão positiva.

Conseguimos...

Agradecimentos

Esta tese não teria sido possível sem a ajuda e o apoio de um grande número de pessoas. Antes de mais, gostaria de agradecer aos meus familiares, especialmente aos meus queridos pais, que suportaram a minha ausência durante a investigação e me ajudaram imenso de todas as formas possíveis. Sem a vossa ajuda, apoio e orientação contínuos, isto nunca teria sido possível. Muito obrigado.

Estou profundamente grata à minha supervisora principal e Professora Associada da nossa Escola de Saúde Pública, Dra. Kalpana, que me deu conselhos estimulantes, orientação e encorajamento em todas as etapas do processo. Gostaria de agradecer ao meu supervisor secundário e Decano responsável pela Escola de Saúde Pública da Universidade SRM, Prof. Bagavandas, por me ter incutido pensamentos positivos e me ter apoiado durante todo o estudo, desde o planeamento do estudo até à publicação dos resultados. Gostaria também de agradecer ao Prof. Anil Krishna, pelo seu apoio e encorajamento contínuos. Gostaria também de agradecer à Sra. Thilagavathi pelo seu apoio e motivação. Por último, gostaria de agradecer especialmente a todas as Faculdades da Escola de Saúde Pública da Universidade SRM pelas suas críticas construtivas e comentários úteis, que me ajudaram consideravelmente a elaborar a tese de uma forma muito melhor do que a que tinha planeado inicialmente.

Índice

CAPÍTULO 1

1. Antecedentes

A talassemia é uma das doenças sanguíneas genéticas raras em que o corpo forma uma hemoglobina anormal. A hemoglobina é a molécula de proteína dos glóbulos vermelhos que transporta o oxigénio para todos os órgãos e tecidos. A destruição excessiva dos glóbulos vermelhos leva à anemia, que é uma condição caracterizada pela insuficiência de glóbulos vermelhos saudáveis no corpo humano. Por isso, a transfusão de sangue deve ser efectuada regularmente para repor a perda de sangue como parte do tratamento paliativo. Na bacia mediterrânica e no subcontinente indiano, a talassemia é considerada um grave problema de saúde pública, uma vez que a prevalência da talassemia aumenta de 2 para 25% [1]. Por cada 100 000 nados-vivos, cerca de 4,4 são afectados pela talassemia em todo o mundo [2]. Na Índia, todos os anos nascem 10 mil crianças com talassemia, o que representa aproximadamente 10% da incidência mundial total de crianças afectadas pela talassemia e um em cada oito portadores de talassemia vive na Índia [3].

A talassemia é um problema de saúde grave que ameaça a vida e limita a vida, causando graves perturbações clínicas e mentais, implicando transfusões de sangue regulares, quelação de ferro, hospitalização frequente e acompanhamento médico geral. Nos países em desenvolvimento, como a Índia, as famílias afectadas pela talassemia enfrentam muito mais dificuldades em todos os aspectos, desde o diagnóstico até ao tratamento.

A talassemia é uma doença hereditária do sangue causada por uma síntese defeituosa de hemoglobina nos glóbulos vermelhos do corpo humano. É uma das doenças genéticas mais comuns que afectam cerca de 200 milhões de pessoas no mundo [1]. A talassemia é uma doença hereditária - é transportada nos genes e transmitida de pais para filhos. Os portadores de talassemia não apresentam quaisquer sintomas até o teste revelar um diagnóstico positivo. Se os pais forem portadores, podem transmitir a doença aos filhos. A talassemia não é contagiosa. (Em muitas regiões da Ásia e da África, os casamentos consanguíneos representam atualmente cerca de 20 a 50% de todas as uniões, e observações preliminares indicam que os migrantes destas áreas continuam a contrair casamentos com parentes próximos quando residem na América do Norte e na Europa Ocidental [3].

A nível mundial, a talassemia constitui um grave problema de saúde pública devido à sua elevada prevalência na bacia do Mediterrâneo e em partes de África [5]. A talassemia afecta aproximadamente 4,4 nados-vivos em cada 10 000 nados-vivos em todo o mundo [6]. Na Índia, todos os anos nascem 10 mil crianças com talassemia, o que representa aproximadamente 10% da incidência mundial total de crianças talassémicas [7] e um em cada oito portadores de talassemia vive na Índia. De acordo com um estudo recente efectuado no sul da Índia, a prevalência da talassemia varia entre 0,6% e 15% [8]

A saúde e o bem-estar dos pais e o funcionamento da família dependem principalmente da saúde dos filhos. Por conseguinte, o estado de saúde dos pais e dos filhos depende fortemente um do outro. A família é uma importante fonte de apoio para as pessoas com doenças crónicas [1]. As mães de crianças com doenças crónicas relataram níveis mais elevados de stress, ansiedade, depressão e sentimentos de isolamento do que as mães de crianças saudáveis [13]. No entanto, uma doença crónica pode reforçar a unidade familiar. Os investigadores relataram que alguns pais de crianças com doença crónica sentiram que a doença funcionou como uma força unificadora e aumentou a sensibilidade dos membros da família uns para com os outros [9]. O encorajamento contínuo dos pais, de outros pares adultos e de todas as outras pessoas importantes nas suas vidas, pode levar as crianças à tarefa académica de adquirir competências intelectuais de forma eficaz [14]

1.1 Declaração do problema:

O aumento dos encargos sociais e económicos das famílias tribais com crianças afectadas pela talassemia leva a uma diminuição do seu bem-estar.

1.2 Introdução ao estudo:

Como a talassemia é uma doença crónica e potencialmente fatal, coloca uma série de problemas psicológicos às crianças e às suas famílias. A talassemia no grupo tribal complica ainda mais a situação, uma vez que não possuem conhecimentos sobre a parte do tratamento da doença e sobre novas abordagens para a prevenção da talassemia, pelo que tendem a enfrentar mais problemas a nível psicológico, social e de bem-estar do que a sua contraparte normal[1]. Tem-se registado um aumento da prevalência da talassemia na população tribal devido à elevada taxa de casamentos consanguíneos. As comunidades tribais da Índia constituem a maior população tribal do mundo. A maioria delas tem praticado a endogamia durante um longo período de tempo, pelo que as comunidades tribais são altamente vulneráveis a várias doenças hereditárias.

A nível mundial, a talassemia constitui um grave problema de saúde pública devido à sua elevada prevalência, que se estende desde a bacia do Mediterrâneo e partes de África, passando pelo Médio Oriente, o subcontinente indiano, o Sudeste Asiático e as ilhas do Pacífico, com taxas que variam entre 2% e 25%[2]. A talassemia afecta aproximadamente 4,4 em cada 0.000 nados vivos em todo o mundo[3]. Na Índia, todos os anos nascem 10 mil crianças com talassemia, o que representa aproximadamente 10% da incidência mundial total de crianças talassémicas[4]. E um em cada oito portadores de talassemia vive na Índia.

De acordo com o censo mundial de 2011, a Índia tem aproximadamente 8,5% de população tribal. A população tribal na Índia está dividida da seguinte forma: *(i)* populações tribais no Nordeste, *(ii)* populações tribais de Tea Garden, *(iii)* populações tribais no centro da Índia, *(iv)* populações tribais no oeste da Índia, *(v)* população tribal nas partes orientais de Odessa e Andhra Pradesh, e *(vi)* populações tribais no sul da Índia[5]. Vamos concentrar-nos nas populações tribais do sul da Índia, uma vez que a prevalência da talassemia entre a população tribal do sul da Índia é pouco superior a 4%[6]

A consanguinidade e o acasalamento endogâmico aumentam a frequência da Talassemia, o que implica diretamente que as comunidades tribais da Índia estão a enfrentar este problema num aspeto mais amplo. Nas populações do Norte de África, Ásia Ocidental e Sul da Índia, os casamentos consanguíneos são cultural e socialmente favorecidos e constituem 20-50% de todos os casamentos[7]. As uniões consanguíneas dão origem a uma maior expressão de doenças autossómicas recessivas.

A talassemia é um problema de saúde grave que ameaça a vida e limita a vida, causando graves perturbações clínicas e mentais, implicando transfusões regulares, quelação de ferro, hospitalização frequente e acompanhamento médico geral, que a população tribal estaria a enfrentar dificuldades em todos os aspectos, desde o diagnóstico até ao tratamento e à parte preventiva. É necessário dar mais atenção ao grupo tribal para melhorar o seu bem-estar e, assim, reduzir o peso das doenças genéticas na população tribal.

A talassemia representa um grupo de doenças sanguíneas genéticas com uma grande variedade de sintomas associados que aparecem normalmente nos primeiros dois anos de vida. A talassemia é uma doença grave. Se não for tratada, pode resultar em complicações médicas que podem levar à morte. Constitui um importante problema de saúde pública em toda a região mediterrânica, no Médio Oriente e no subcontinente indiano, bem como no Sudeste Asiático[8]. O estado nacional de portadores de talassemia continua a ser de 5 a 7% (aproximadamente 10 milhões) e 10% do total mundial de talassémicos nascem na Índia todos os anos. A Índia asiática é um dos grupos de alto risco de contrair talassemia. A prevalência da talassemia no sul da Índia, de acordo com dados publicados recentemente, é de 4%[6], uma vez que os casamentos consanguíneos continuam a ser muito populares na cultura indiana. O casamento consanguíneo é uma das principais causas de doenças hereditárias. A Índia é um país com muitas religiões que estão divididas em muitas castas. Existem cerca de 3000 castas e 25.000 subcastas na Índia. As pessoas na Índia seguem a sua casta específica. O casamento consanguíneo continua a ser a escolha de cerca de 10,4% da população mundial[6]. Estima-se que mil milhões da atual população mundial vivam em comunidades com preferência pelo casamento consanguíneo[7]. Nas populações da Ásia

Ocidental, do Norte de África e do Sul da Índia, os casamentos de natureza consanguínea são cultural e socialmente favorecidos e constituem 20-50% de todos os casamentos[7]. As uniões consanguíneas conduzem a uma maior expressão de doenças autossómicas recessivas. A consanguinidade é uma tendência social profundamente enraizada, com mil milhões de pessoas a viverem atualmente em países onde os casamentos consanguíneos são habituais e, entre eles, um em cada três casamentos é entre primos[7].

A incapacidade de sintetizar as cadeias a ou β da hemoglobina em quantidades equilibradas resulta em hemólise, anemia e esplenomegalia[9]. A anemia exige transfusões de sangue frequentes para manter a vida, enquanto a hemossiderose e outras complicações da doença exigem um regime de tratamento contínuo e penoso que inclui tratamento parentérico de quelação do ferro e supervisão médica regular. A talassemia é uma doença crónica que apresenta uma série de desafios clínicos e psicológicos graves. Os efeitos da talassemia na saúde física podem levar a deformações físicas, atraso no crescimento e atraso na puberdade. As crianças com doenças físicas crónicas como a Talassemia são vulneráveis a problemas emocionais e comportamentais[11]. A cronicidade e as complicações da Talassemia afectam a qualidade de vida das vítimas e causam problemas físicos, psicológicos e económicos ao doente e aos seus pais[12]. As crianças com Talassemia nas faixas etárias pré-escolar e de latência são geralmente ansiosas e excessivamente dependentes dos pais[13].

O rastreio antes do casamento para detetar portadores de doenças do sangue é necessário em populações com elevadas taxas de consanguinidade e doenças do sangue hereditárias comuns [14].

No entanto, não existem estudos que descrevam a relação entre o capital social familiar e o bem-estar das famílias de doentes talassémicos. Este estudo capta o capital social entre as famílias talassémicas, mede a relação entre o bem-estar e o capital social e o padrão de agrupamento entre bem-estar, consanguinidade e intervalo de transfusão das famílias afectadas pela talassemia.

1.3 Declaração de necessidade:

Determinar o capital social das famílias com crianças talassémicas utilizando a Análise de Redes Sociais e estabelecer a relação entre o bem-estar e o capital social nas famílias com crianças talassémicas.

De acordo com *Pamela Paxton (1999),* o capital social envolve duas componentes:
1) Associações objectivas entre indivíduos. Deve existir uma estrutura de rede objetiva que ligue os indivíduos. Esta componente indica que os indivíduos estão ligados uns aos outros no espaço social. 2) Um tipo de laço subjetivo. Os laços entre os indivíduos devem ser de um tipo particular, recíproco, de confiança e de emoção positiva[15].

O capital social mede os recursos a que os indivíduos acedem através da rede social e tem por objetivo encontrar as posições de rede de cada indivíduo, o que nos permite aceder às redes[16] (relações sociais fortes) e, por conseguinte, visar a pessoa com o máximo de ligações. Com a ajuda de uma rede forte na comunidade tribal, podemos transmitir eficazmente informações sobre saúde à população tribal

Como sabemos, os seres humanos são seres sociais e o capital social é uma parte dominante de qualquer comunidade. Se nos concentrarmos mais no bem-estar das famílias tribais através das suas redes sociais[17], poderemos ter como objetivo prestar serviços de saúde de forma eficiente à sua comunidade.

As populações tribais são as que menos beneficiam dos serviços de saúde, uma vez que a maior parte delas foi isolada das outras pessoas por terem as suas fronteiras limitadas. É por isso que o facto de nos centrarmos nas populações tribais nos permitirá conhecer as suas redes e melhorar o seu bem-estar através da passagem de informação sobre saúde através de indivíduos fortemente ligados em cada grupo. Isto realça a importância do capital social familiar dos povos indígenas/tribais para melhorar o seu bem-estar. Sendo a talassemia mais frequente na população tribal, é necessário concentrarmo-nos nas suas redes sociais e nos seus métodos de interação, para que o Governo e os decisores políticos saibam como chegar até eles e os visem, melhorando assim os seus meios de subsistência. Tal como referido em estudos anteriores, a carga psicossocial causada pela talassemia é muito grande, pelo que é necessário compreender o bem-estar das famílias e a rede social entre elas.

1.4 Metas e objectivos:

1. *Medir o capital social da família utilizando a Análise de Redes Sociais.*

2. *Encontrar a relação entre o capital social familiar e o bem-estar das suas famílias.*

3. *Identificar o padrão de agrupamento entre famílias com talassemia com base no seu bem-estar, risco familiar e consanguinidade.*

CAPÍTULO 2

2. Questões de investigação

- Uma pergunta de investigação é o núcleo fundamental de um projeto de investigação, estudo ou revisão da literatura. Centra-se no estudo, determina a metodologia e orienta todas as fases do inquérito, da análise e do relatório.

- No nosso estudo, as questões de investigação são as seguintes:

  1. Como é que podemos medir o capital social através da análise da rede social?

  2. Qual o impacto do Capital Social Familiar no Bem-Estar das famílias com Crianças Talassémicas?

  3. Qual é o padrão de agrupamento das famílias com talassemia de acordo com a risco, consanguinidade e bem-estar entre as crianças?

CAPÍTULO 3

3. Metodologia

> **Desenho do estudo:** O desenho do estudo é ***descritivo e transversal***.

> **Método de estudo:** O método de estudo é o ***método quantitativo***.

> **Área de estudo:** *Serviço Voluntário de Saúde, Tharamani, Chennai*

> **População do estudo:** A população do estudo é constituída por *famílias com crianças afectadas pela talassemia*

> **Duração do estudo:** A duração do estudo é de *seis meses.*

> **Técnica de amostragem:** *Recenseamento completo dos pacientes que visitaram o serviço voluntário de saúde durante o período do estudo.*

> **Critérios de inclusão**: Famílias tribais com crianças afectadas pela talassemia.

> **Critérios de exclusão:** As famílias que não estão dispostas a participar no estudo.

> **Dimensão da amostra:** 126 famílias afectadas pela talassemia

> **Técnica de recolha de dados:** Os dados foram recolhidos através de um ***questionário semi-estruturado***.

> **Instrumento de recolha de dados**: Para obter as informações, é utilizado um questionário semi-estruturado baseado numa entrevista.

3.1 Materiais:

> ***Questionário de análise de redes sociais:***

O Social networkAnalysis Questionnaire é um questionário semi-estruturado que contém 9 perguntas que captam componentes de apoio informativo, emocional, social e financeiro. As caraterísticas sócio-demográficas também são acrescentadas ao questionário. Trata-se de um questionário pré-testado, cuja validade facial, de conteúdo, concorrente e divergente foi testada e comprovada.

> Escala de bem-estar psicológico de Ryff:

Carol Ryff conceptualizou o bem-estar psicológico como sendo constituído por 6 dimensões: autonomia, domínio do ambiente, crescimento pessoal, relações positivas com os outros, objetivo na vida, auto-aceitação. Concebeu escalas de auto-relato para avaliar o bem-estar de um indivíduo num determinado momento dentro de cada uma destas 6 dimensões. Existem versões validadas da medida, com três a 12 itens por escala, para utilização em inquéritos ou outras recolhas de dados. Os indivíduos respondem a várias afirmações e indicam, numa escala de Likert de 3 pontos, até que ponto cada afirmação é verdadeira para eles. Pontuações mais elevadas em cada escala indicam um maior bem-estar nessa dimensão.

> *KIDSCREEN-10:*

As medidas genéricas de qualidade de vida relacionada com a saúde do KIDSCREEN para crianças e adolescentes foram desenvolvidas no âmbito de um projeto europeu "Screening and Promotion for Health-related Quality of Life in Children and Adolescents". O índice KIDSCREEN-10 foi desenvolvido a partir do KIDSCREEN-27, que é mais longo. Responder ao Índice KIDSCREEN-10 requer apenas alguns minutos. Neste estudo, é utilizada uma medida de substituição dos pais ou dos prestadores de cuidados primários para medir a qualidade de vida relacionada com a saúde das crianças e dos adolescentes.

RECOLHA DE DADOS E CONCEPÇÃO DA INVESTIGAÇÃO:

Os dados são recolhidos com a ajuda de **questionários**. A análise da rede social é utilizada para medir o capital social da família de cada família participante. **A Análise de Regressão** é utilizada para avaliar o impacto do capital social da família no bem-estar dos pais que têm filhos com Talassemia. **A Correlação de Pearson** é utilizada para descobrir a relação entre o capital social da família, o bem-estar dos pais e dos filhos. **Teste t de amostras independentes** para comparar o bem-estar dos filhos e dos pais. **As medidas de Estatística Descritiva** são utilizadas nas caraterísticas sócio-demográficas.

Análise de redes sociais:

A análise de redes sociais (ARS) é o processo de investigação das estruturas sociais através da utilização de redes e da teoria dos grafos. Caracteriza as estruturas em rede em termos de *nós* (actores individuais, pessoas ou coisas dentro da rede) e os *laços, arestas* ou *ligações* (relações ou interações) que os ligam.

Análise estatística:

Todas as análises estatísticas foram efectuadas utilizando a versão 3.4.2 do R. R é uma linguagem de programação e um ambiente de software livre para computação estatística e gráficos, apoiado pela R Foundation for Statistical Computing. A linguagem R é amplamente utilizada entre os estatísticos e os responsáveis pela extração de dados para desenvolver software estatístico e análise de dados. Sondagens, inquéritos a mineiros de dados e estudos de bases de dados de literatura académica mostram que a popularidade do R aumentou substancialmente nos últimos anos. Em janeiro de 2018, o R ocupava o 13.º lugar no índice TIOBE.

CAPÍTULO 4

4. A. Declaração de impacto

Esperamos aumentar o bem-estar das crianças afectadas pela talassemia e das suas famílias, concentrando-nos no seu capital social e nas redes a que estão associadas na sua comunidade. Sendo a população tribal um grupo vulnerável, as intervenções de saúde e as instalações de saúde que lhes são necessárias podem ser fornecidas através das suas redes identificadas, o que também pode desempenhar um papel importante na consecução do acesso universal e da prestação efectiva do sistema de saúde. Medir o capital social através das ligações em rede da comunidade tribal é o nosso objetivo a curto prazo, através do qual podemos sensibilizá-los para as instalações e intervenções de saúde fornecidas pelo governo para aumentar o bem-estar das famílias tribais com crianças talassémicas.

4. B. Declaração de sustentabilidade:

Ao centrar-se nos laços fortes entre as pessoas da comunidade, através dos quais as intervenções e a informação sobre a saúde podem ser dadas de forma eficaz, abrangendo assim o grupo populacional mais vulnerável para satisfazer as suas necessidades básicas de saúde e sensibilizá-lo periodicamente para as actualizações da informação sobre a saúde e melhorar o seu bem-estar.

CAPÍTULO 5

5. Quadro concetual:

Um quadro concetual é uma ferramenta analítica com diversas variações e contextos. É utilizada para fazer distinções conceptuais e organizar ideias. Os quadros conceptuais sólidos captam algo real e fazem-no de uma forma que é fácil de lembrar e aplicar.

Figura 1 Quadro concetual

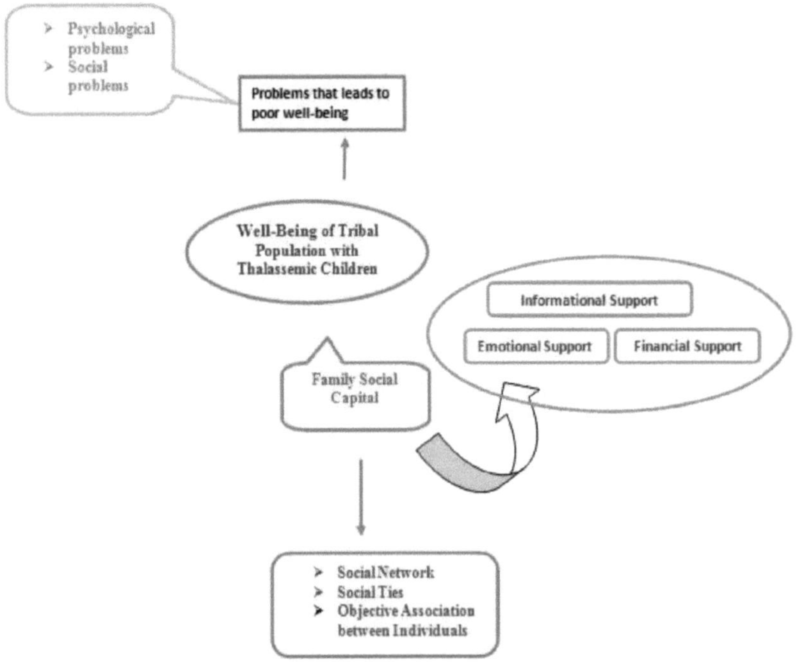

As secções seguintes incluem os estudos individuais, alguns já publicados e outros em fase de publicação.

6. Medir o capital social das famílias individuais: A Social Análise de rede

Resumo

Objetivo: A ideia central do capital social é que os associados de uma pessoa ou de um grupo de pessoas (por exemplo, membros da família, amigos e colegas) constituem um ativo importante que pode ser utilizado para obter um desempenho ótimo. Este estudo realça a importância da rede de colaboração das famílias afectadas pela talassemia através da sua classificação relativamente às suas colaborações como uma ferramenta com a sua força de poder para avaliar o capital social de cada família.

Métodos: O Índice de Diversidade de Poder é definido para medir o capital social com base na frequência das colaborações e considerando o poder pela sua classificação individual. Além disso, o estudo comprova a hipótese relativa à relação entre o capital social e o bem-estar de 125 famílias afectadas pela talassemia.

Resultados: A pessoa que tem a classificação global mais elevada, com o seu maior número de colaborações, significa que a sua força de poder será maior, o que indica que tem um capital social mais elevado. Quem tem um capital social mais baixo tem um nível de bem-estar fraco e vice-versa para um capital social mais elevado, o que indica a importância do capital social no bem-estar da família.

Conclusão: O estudo mostra que o Índice de Diversidade de Poder (IDP) é um indicador útil para medir o capital social das famílias em geral, considerando a diversidade de ligações/redes e a sua classificação de colaboração, a frequência da colaboração e a força do poder.

6.1 Introdução:

O capital social, um recurso baseado nas redes sociais, facilita as interações em linha através da interação e da confiança mútuas, promove o intercâmbio de informações e recursos e ajuda os membros de redes sociais distintas a atingirem os seus objectivos.

A ideia central do capital social é que os associados de uma pessoa ou de um grupo de pessoas (por exemplo, membros da família, amigos e colegas) constituem um ativo importante que pode ser utilizado para obter um desempenho ótimo[18]. O capital social produz benefícios ou resultados para os indivíduos e para os actores colectivos que resultam da sua estrutura social[19]. O conceito de capital social fornece uma perspetiva concetual útil e abrangente[20], [21] para compreender os benefícios e os resultados da ação individual e colectiva, bem como a criação de valor num contexto de rede. Por conseguinte, o capital social foi definido como "o conjunto de recursos sociais integrados nas relações"[20]

O capital social tem três componentes: estrutural, relacional e cognitivo[20], [22]. A dimensão estrutural envolve a interação social que o ator utiliza para obter acesso, informação ou recursos. A dimensão relacional engloba aspectos que resultam das interações, incluindo a confiança e a lealdade. A dimensão cognitiva inclui atributos como normas partilhadas, códigos de ação e convergência de pontos de vista. Nesta linha de investigação, os estudos anteciparam "a criação de valor" devido à existência de relações sociais [23]

O capital social é o produto da socialização humana e alguns estudos consideram-no mesmo um bem público[24], [25]

O capital social, que é gerado principalmente através de relações baseadas em redes, confiança e normas interpessoais e outras organizações sociais, pode ser acedido e utilizado como um recurso pessoal.

O capital social é definido, em termos gerais, como a ligação dentro e entre populações e a qualidade e quantidade de relações sociais dentro dessa população. O capital social está enraizado nas relações sociais e desenvolve-se através de laços no seio de redes, como as famílias, as comunidades ou os bairros[26]. O capital social influencia o comportamento das pessoas que fazem parte do círculo social em que opera. Ao contrário do capital humano, o capital social não pode ser visto como a "posse" de um indivíduo, mas sim como uma oferta de recursos que existe na estrutura das relações entre os actores[27]

O capital social tem sido conceptualizado e medido tanto a nível coletivo como individual. Embora existam resultados mistos sobre a força da associação, tanto o capital social de vizinhança[28]-[35] como o capital social individual[36]-[38] estão positivamente relacionados com a autoavaliação da saúde. O capital social a nível individual existe nas relações entre actores específicos[39], enquanto o capital social a nível geográfico é um bem coletivo e não exclusivo que também pode beneficiar aqueles que não investem pessoalmente na estrutura social a que pertencem [40]

Os estudos sugerem que a concetualização do capital social em termos de estruturas de rede, tal como articulada pela teoria da força dos pontos fracos[41] Bourdieu e Wacquant (1992) definiram o capital social em pormenor como "a soma dos recursos, reais ou virtuais, que um indivíduo ou um grupo obtém em virtude de possuir uma rede duradoura de relações mais ou menos institucionalizadas de conhecimento e reconhecimento mútuos"

Adler e Kwon (2002) centraram-se no capital social como um recurso que existe essencialmente (permanentemente) na rede social que liga um ator central a outros actores: "os recursos disponíveis para os actores em função da sua localização na estrutura das suas relações sociais"

Boxman, De Graaf e Flap (1991) descreveram o capital social como "o número de pessoas que se pode esperar que forneçam apoio e os recursos que essas pessoas têm à sua disposição". O capital social pode ser avaliado pela quantidade ou variedade dessas caraterísticas de outros actores com os quais um ator tem laços diretos ou indirectos[42]

O instrumento de Bourdieu (1986) para quantificar o capital social é a dimensão da rede: O volume do capital social detido por um determinado agente depende, assim, da dimensão da rede de ligações que ele pode efetivamente mobilizar e do volume do capital (económico, cultural ou simbólico) detido por si próprio por cada um daqueles a quem está ligado.

Uma nova medida, o índice de poder-diversidade (PDI), que foi proposta no estudo anterior[43], tem em consideração o valor acrescentado dos contactos diretos, para além da sua quantidade. A fim de sintetizar as duas abordagens diferentes do capital social, diversidade e poder, definimos o PDI individual para medir o capital social com base na frequência das ligações e considerando também o poder dos contactos (indivíduos diretamente ligados).

Tendo captado o poder (valor) dos indivíduos numa rede social, a soma ou a média do poder dos contactos diretos de um indivíduo pode ser simplesmente calculada para sintetizar a quantidade (frequência dos contactos) e a qualidade (o seu valor) dos recursos incorporados (contactos) de um indivíduo como indicador do seu capital social. No entanto, para obter uma métrica mais avançada e precisa (em vez da mera soma ou média), a classificação individual numa escala de cinco pontos é utilizada para quantificar a qualidade dos contactos de um indivíduo, contando os contactos com pontuação máxima (valorizados) cujo valor de poder é pelo menos 1.

6.2 Metodologia

A análise de redes sociais (ARS) consiste no mapeamento e medição das relações e fluxos entre os nós de uma rede social. A ARS proporciona uma análise visual e matemática das relações de influência humana. O ambiente social pode ser expresso como padrões ou regularidades nas relações entre unidades em interação[44]. Cada rede social pode ser representada como um gráfico constituído por nós (por exemplo, indivíduos, organizações, informações) ligados por um ou mais tipos específicos de relações, tais como trocas financeiras, amigos, comércio e ligações Web. Uma ligação entre quaisquer dois nós existe se existir uma relação entre esses nós. Por exemplo, se os nós representam pessoas, uma ligação significa que essas duas pessoas se conhecem de alguma forma.

As medidas de SNA, como a centralidade, têm o potencial de revelar padrões e comportamentos de redes informais existentes que não são notados antes[45]. Um método utilizado para compreender as redes e os seus participantes consiste em avaliar a localização dos actores na rede. Medir a localização na rede consiste em determinar a centralidade de um ator. Estas medidas ajudam a determinar a importância de um nó na rede. No passado, foram propostas várias medidas de centralidade para quantificar a importância de um ator numa rede social[46].

Para sintetizar as duas abordagens diferentes do capital social, da diversidade e do poder, definimos o Índice de Poder-Diversidade [PDI] individual para medir o capital social[47], [48] com base na frequência das ligações e considerando também o poder dos contactos (indivíduos diretamente ligados). Tendo em conta o poder (valor) dos indivíduos numa rede social, poderíamos simplesmente calcular a soma ou a média do poder dos contactos diretos de um indivíduo para sintetizar a quantidade (frequência dos contactos) e a qualidade (o seu valor) dos recursos incorporados (contactos) de um indivíduo como indicador do seu capital social. No entanto, para obter uma métrica mais avançada e precisa (em vez da mera soma ou média), utilizaremos a classificação individual numa escala de cinco pontos para quantificar a qualidade dos contactos de um indivíduo, contando os contactos com melhor classificação (valorizados) cujo valor de poder seja pelo menos 1.

O bem-estar das famílias afectadas pela talassemia é captado pela escala de bem-estar psicológico de Ryff entre 125 famílias afectadas pela talassemia. O bem-estar da mãe ou do pai de crianças afectadas pela talassemia foi entrevistado e o seu capital social foi captado através do questionário auto-estruturado pré-testado, cuja fase, validade de conteúdo (valor alfa de Cronbach - 0,92) e validade de construção foram testadas.

O quadro 1 mostra 15 famílias que apresentam ligações: um indivíduo liga-se, a sua classificação com ligações e a frequência das colaborações.

Quadro 1

S. No	Connects/Networks	Rating(out of 5)	Frequency of Collaborations/ Talking	Power-Strength (ps)
1	N1	4	3	12
2	N2	5	3	15
3	N3	4	3	12
4	N4	4	4	16
5	N5	4	5	20
6	N6	3	2	6
7	N7	3	1	3
8	N8	3	3	9
9	N9	3	4	12
10	N10	1	2	2
11	N11	2	2	4
12	N12	5	2	10
13	N13	3	2	6
14	N14	4	2	8
15	N15	4	4	16

6.3 Medidas

PDI - Conforme proposto por Abbasi etal. [47], o índice de diversidade de poder é definido para medir o capital social com base na frequência das colaborações e tendo em conta o poder pela sua classificação individual [através da classificação de 5]. Para obter uma medida exacta do capital social de uma família individual, é utilizada a fórmula da força do poder multiplicando a frequência das colaborações e a classificação [poder], em que a força do poder é pelo menos 1.

6.4 Análise e resultados

Os dados relativos às famílias afectadas pela talassemia foram introduzidos numa folha de Excel e, em seguida, transferidos para o Rversion 3.4.2 para análise descritiva. O Node XL é utilizado para analisar as redes sociais e a sua estrutura.

Como demonstrado e esperado, quanto mais elevado for o Índice de Diversidade de Poder, mais colaborações repetidas com os seus conhecidos (redes) e mais elevada é a classificação da colaboração. A pessoa que tem a classificação geral mais elevada com o seu número crescente de colaborações significa que a sua força de poder seria mais elevada, o que indica que possui um capital social mais elevado. Quase 75 das 125 famílias têm um capital social mais elevado e o seu bem-estar parece estar a um nível mais elevado. Sinonimamente, as famílias que têm um capital social mais baixo têm um nível de bem-estar mais baixo. Isto significa, portanto, que medir o capital social apenas pela dimensão da rede, a intermediação do ego e a força dos laços não capta o capital social de forma eficaz como o índice de diversidade de poder.

6.5 Discussão

Este estudo realça a importância da rede de colaboração das famílias afectadas pela talassemia através da sua classificação relativamente às suas colaborações como uma ferramenta com a sua força de poder para avaliar o capital social de cada família. Apesar de a definição de capital social de Bourdieu (1986) apenas incluir a dimensão e o volume da rede de capital, a análise da força do poder através da classificação e da frequência da colaboração dá-nos a medida exacta do capital social de cada família. Diz-se que, embora seja desejável uma maior dimensão da rede, a qualidade dos indivíduos, em termos do poder de colaboração através da força do poder, é crucial para o capital social.

De acordo com a literatura existente, a raiz do capital social nas redes sociais e nas relações sociais entre as famílias pode sempre interferir com a sua medição. Assim, seria importante medir o capital social através da força do poder, mantendo a força da rede, o volume e a dimensão da rede[42]. As métricas de análise da rede social também são utilizadas para medir o capital social no envolvimento da rede social, que é o princípio principal da medição do capital social nas configurações organizacionais. Como sugerido, o ambiente social pode ser expresso em colaborações e ligações regulares na relação entre unidades frequentemente expressas[44].

Esta medida de capital social reflecte o poder e a influência de um indivíduo na transmissão da informação e também no seu controlo, com base na popularidade da família, com base nos seus contactos diretos e colaborações[47].

Existem várias medidas para captar o capital social utilizando a sua dimensão, rede, ego e outras, mas a captação através da sua métrica de rede utilizando a análise da rede social e a sua força de poder é mais uma forma de medir com exatidão o capital social das famílias vítimas de talassemia, o que tem sido considerado importante para a gestão da investigação no domínio da sociologia e da psicologia.

Esta investigação conceptualizou o capital social em termos de força de poder, articulada pela frequência de colaboração da família e pela classificação da sua colaboração, e forneceu informações valiosas sobre a estrutura da rede e também sobre o capital social das famílias com talassemia. As famílias com maior capital social tendem a ter um maior nível de bem-estar, e vice-versa com o capital social mais baixo.

A recolha de dados sobre a rede tem as suas próprias limitações e, infelizmente, este estudo não é uma exceção. A utilização de um questionário auto-estruturado para captar a rede das famílias vítimas de talassemia não reflecte necessariamente a totalidade do seu capital social, mas este método permitiu captar a maior parte das suas ligações, dando-lhes tempo suficiente para se recordarem durante a sessão realizada.

6.6 Conclusão

O estudo mostra que o índice de diversidade de poder é um substituto útil para medir o capital social das famílias em geral, considerando a diversidade de ligações/redes e a sua classificação de colaboração, a frequência da colaboração e a força do poder. Esta força de poder identifica as famílias que têm um forte capital social direto para diversas redes poderosas entre conhecidos. Por conseguinte, existe uma forte relação entre o capital social e o bem-estar, o que sugere que o capital social é um dos factores importantes para o bem-estar geral de qualquer família.

CAPÍTULO 7

7. Bem-estar, risco familiar e intervalo de transfusão em famílias afectadas pela Talassemia: Uma análise de clusters em duas etapas

Destaques

1. Este estudo teve como objetivo identificar o agrupamento de um número abrangente de factores de bem-estar nos pais de crianças afectadas pela talassemia e, subsequentemente, identificar grupos de crianças afectadas pela talassemia com riscos familiares.

2. A análise de grupos em duas etapas, neste estudo, ajuda a encontrar os grupos de famílias com crianças com talassemia associadas a um mau bem-estar e a riscos familiares que requerem atenção imediata.

3. Três Clusters foram significativos na sua divisão. No entanto, são necessários mais estudos para validar os resultados.

Resumo

A talassemia é uma doença hereditária do sangue que é uma das doenças genéticas mais comuns nas crianças. O objetivo deste estudo é encontrar os padrões de agrupamento entre as famílias com crianças afectadas pela talassemia, tendo como variáveis de agrupamento os riscos familiares, o estatuto de intervalo de transfusão e a consanguinidade. O desenho do estudo é um estudo descritivo, analítico e transversal. A amostra do estudo consistiu em 125 crianças com talassemia, juntamente com um dos pais, que foram encaminhadas para o centro de tratamento da talassemia de um hospital pediátrico em Chennai, Tamilnadu. Os sujeitos foram avaliados utilizando a escala de bem-estar psicológico de Ryff e o questionário Kid-screen. Os dados foram analisados utilizando o software SPSS V.16.0. Dos 125 pais, 86 eram o pai (68,8%) e 39 eram a mãe (31,2%). A idade média dos pais era de 38 anos. Do mesmo modo, das 125 crianças afectadas pela talassemia, a idade média das crianças era de 13 anos. Foram deduzidos seis grupos da Two-step ClusterAnalysis (TCA). A variável bem-estar dos pais não tem poder discriminativo para formar a divisão de grupos. Três formações de clusters foram significativas. A TCA, neste estudo, ajuda a encontrar os clusters de famílias com crianças talassémicas associadas a um bem-estar pobre e a riscos familiares que requerem atenção imediata.

7.1 Introdução

A talassemia é uma doença hereditária do sangue causada por uma síntese defeituosa de hemoglobina nos glóbulos vermelhos do corpo humano. É uma das doenças genéticas comuns que afecta cerca de 200 milhões de pessoas no mundo[49]. A talassemia é uma doença hereditária - é transportada nos genes e transmitida de pais para filhos. Os portadores de talassemia não apresentam sintomas e podem não saber que são portadores [50]. Se os pais forem portadores, podem transmitir a doença aos filhos. A talassemia não é contagiosa. (Em muitas regiões da Ásia e da África, os casamentos consanguíneos representam atualmente cerca de 20 a 50% de todas as uniões, e observações preliminares indicam que os migrantes destas áreas continuam a contrair casamentos com parentes próximos quando residem na América do Norte e na Europa Ocidental [51].

A nível mundial, a talassemia constitui um grave problema de saúde pública devido à sua elevada prevalência na bacia do Mediterrâneo e em partes de África [12]. A talassemia afecta aproximadamente 4,4 nados-vivos em cada 10 000 nados-vivos em todo o mundo [3]. Na Índia, todos os anos nascem 10 mil crianças com talassemia, o que representa aproximadamente 10% da incidência mundial total de crianças talassémicas [4] e um em cada oito portadores de talassemia vive na Índia. De acordo com um estudo recente efectuado no sul da Índia, a prevalência da talassemia varia entre 0,6% e 15% [6]

A natureza e o tratamento específico desta doença crónica impõem um pesado fardo psicossocial aos doentes com talassemia e às suas famílias [53]. As complicações graves da doença podem levar a um mau bem-estar em qualquer fase da vida da família.

A função das famílias depende principalmente da saúde emocional e física, bem como do seu funcionamento cognitivo e social [54]. Os efeitos das crianças com necessidades especiais são sentidos por cada membro da família. As experiências e os efeitos dos membros da família e as suas reacções em relação à doença crónica das crianças afectam-se diretamente uns aos outros na família [55]. Tanto os pais como os filhos estão conscientes do carácter incapacitante da doença. O seu tratamento crónico é um lembrete permanente para a depressão e torna impossível ter uma vida normal [56]. [56]

A saúde e o bem-estar dos pais e o funcionamento da família dependem principalmente da saúde dos filhos. Por conseguinte, o estado de saúde dos pais e dos filhos depende fortemente um do outro. A família é uma importante fonte de apoio para as pessoas com doenças crónicas [49]. As mães de crianças com doenças crónicas relataram níveis mais elevados de stress, ansiedade, depressão e sentimentos de isolamento do que as mães de crianças saudáveis [57]. No entanto, uma doença crónica pode reforçar a unidade familiar. Os investigadores relataram que alguns pais de crianças com doença crónica sentiram que a doença funcionou como uma força unificadora e aumentou a sensibilidade dos membros da família uns para com os outros [53]. O encorajamento contínuo dos pais, de outros pares adultos e de todas as outras pessoas importantes nas suas vidas, pode levar as crianças à tarefa académica de adquirir competências intelectuais de forma eficaz [58]

Apesar de existirem muitos estudos que se centram no bem-estar das crianças afectadas pela talassemia e das suas famílias, não foi realizado nenhum estudo sobre o risco familiar e o bem-estar das famílias afectadas pela talassemia.

Por conseguinte, este estudo teve como objetivo identificar a agregação de um número abrangente de factores de bem-estar nos pais de crianças afectadas pela Talassemia e, subsequentemente, identificar grupos de crianças afectadas pela Talassemia com riscos familiares.

O procedimento Two-step ClusterAnalysis TCA] é uma ferramenta exploratória concebida para revelar agrupamentos naturais [ou clusters] num conjunto de dados que, de outra forma, não seriam aparentes[59]. A análise de clusters é uma análise exploratória que tenta identificar estruturas dentro dos dados. A análise de clusters é também designada por análise de segmentação ou análise de taxonomia. Mais especificamente, tenta identificar grupos homogéneos de casos, ou seja, observações, participantes, inquiridos. A análise de clusters é utilizada para identificar grupos de casos se o agrupamento não for previamente conhecido. Por ser exploratória, não faz nenhuma suposição, o que é uma especialidade da Análise de Clusters em Duas Etapas. Os diferentes métodos de análise de clusters que o SPSS oferece podem lidar com dados binários, nominais, ordinais e de escala [intervalo ou rácio] [60].

7.2 Métodos

7.2.1. Contexto do estudo

O estudo foi realizado no centro de tratamento da talassemia de um hospital pediátrico em Chennai, Tamilnadu, onde existe uma unidade especializada separada para receber estes doentes e prepará-los para a transfusão de sangue e administrar injecções de terapia de quelação de ferro.

Todos os doentes pediátricos diagnosticados com talassemia neste hospital recebem cuidados médicos neste hospital.

7.2.2. A amostra

Foram incluídos neste estudo doentes com talassemia com idades compreendidas entre os 2 e os 24 anos, juntamente com um dos seus pais (125 casos). Participaram neste estudo 125 doentes com talassemia e 125 pais de doentes com talassemia, com uma taxa de resposta de 92,59%.

7.2.3. Conceção do estudo

O desenho deste estudo é descritivo, analítico e transversal.

7.2.4. Instrumento de estudo

A escala de bem-estar psicológico de Ryff foi utilizada para medir a pontuação de bem-estar dos pais de doentes com talassemia[61]. Com base no padrão de pontuação, as categorias de bem-estar foram marcadas como baixo, médio e alto. Para avaliar o estado de saúde das crianças com talassemia, foi utilizado o questionário Kid-screen, que é um instrumento validado e pré-testado para avaliar o estado de saúde das crianças e dos jovens. A pontuação de bem-estar de 0 a 7 é considerada de baixo bem-estar, de 8 a 15 é considerada de bem-estar médio e de 16 a 22 é considerada de bem-estar elevado.

7.2.5. Considerações éticas e procedimentos

Foi obtida a aprovação ética da Comissão de Análise Institucional e do Comité de Ética para a Investigação. Um dos pais de cada doente com talassemia assinou um documento de consentimento para participar no estudo e recebeu um formulário explicativo sobre o estudo, que foi anexado ao questionário. Inclui uma declaração sobre o direito dos doentes de participarem ou de se recusarem a participar no estudo. Os conceitos éticos, o anonimato, o direito de se retirar a qualquer momento e o respeito pelas opiniões e perspectivas das crianças e dos seus pais foram tidos em consideração neste estudo. Além disso, foram recebidas as autorizações necessárias das autoridades competentes do Centro de Tratamento da Talassemia, em Chennai.

7.2.6. Recolha de dados

Os dados foram recolhidos através de uma entrevista presencial com cada participante e um dos seus pais pelo primeiro autor. No início, todos os questionários foram preparados, organizados e classificados com números de série para garantir a disponibilidade da informação necessária. Os doentes e os seus pais foram informados sobre os objectivos do estudo e a sua participação seria voluntária.

7.2.7. Análise dos dados

Todas as análises estatísticas foram efectuadas com o programa R versão 3.4.2. Foi utilizada uma Análise de Clusters em Duas Etapas (TCA) para identificar grupos de pais de doentes com Talassemia com atributos de bem-estar semelhantes, risco familiar e estado de saúde dos seus filhos. Os atributos de bem-estar, o tipo de casamento, o estado de portador e o estado de transfusão sanguínea das crianças foram utilizados como variáveis de entrada na TCA, juntamente com os dados sócio-demográficos idade, sexo, nível de educação, estado sócio-económico e risco familiar (estado de portador dos pais, tipo de casamento e estado tribal) [62] A Two-Step ClusterAnalysis é utilizada aqui, devido à mistura de variáveis categóricas e contínuas. Como afirma Norusis, outras abordagens de análise de agrupamento não serão suficientes, uma vez que dependem de dados contínuos ou categóricos (agrupamento hierárquico) ou de um número pré-definido de agrupamentos a serem destilados (análise de agrupamento K-means), enquanto a TCA pode efetuar uma análise de agrupamento exploratória utilizando uma combinação de diferentes tipos de variáveis [63].

7.3 Resultados

Participaram no estudo 125 crianças talassémicas e um dos seus pais. Das 125, 86 eram pais (68,8%) e 39 eram mães (31,2%). A idade média dos pais era de 38 anos, dos quais 66 estavam na faixa etária de 22 a 37 anos, 48 na faixa etária de 38 a 53 anos e 11 na faixa etária de 54 a 69 anos. Das 125 crianças, 81 (64,8%) eram do sexo masculino e 44 (35,2%) do sexo feminino. A idade média das crianças era de 13 anos. As amostras pertenciam à parte sul de Tamilnadu, na Índia.

Devido ao seu estado de doença, as crianças afectadas pela talassemia têm de se submeter regularmente a transfusões de sangue. Mas algumas crianças podem necessitar de duas ou três transfusões de sangue para sobreviverem num mês.

A análise de clusters foi efectuada com a pontuação de bem-estar dos pais, o tipo de casamento e o estado de portador dos pais e o intervalo de transfusão das crianças. Nela, o bem-estar dos pais não desempenha um papel importante (Figura 2) e as outras variáveis desempenham um papel significativo no agrupamento (Figuras 3 a 5). Seis grupos foram deduzidos da TCA (Tabela 2)

Os gráficos de importância "por variável" são produzidos com um gráfico separado para cada agrupamento. As variáveis são alinhadas no eixo Y, por ordem decrescente de importância. As linhas verticais tracejadas marcam os valores críticos para determinar a significância de cada variável. Para que uma variável seja considerada significativa, a sua estatística t deve exceder a linha tracejada, tanto no sentido positivo como no negativo. Uma vez que as medidas importantes para a variável Bem-estar dos pais não excedem o valor crítico no gráfico, podemos concluir que esta variável não contribui para o agrupamento (Figura 2). As outras variáveis Tipo de casamento, Estado de portador e Intervalo de transfusão são consideradas significativas, uma vez que a sua estatística t excede a linha tracejada (Figuras 3, 4 e 5). O tipo de casamento desempenha um papel significativo no grupo 1 e no grupo 2. A variável estado de portador contribuiu em todos os grupos, exceto no primeiro grupo, e a variável intervalo de transfusão contribuiu em todos os grupos, exceto no segundo grupo.

A partir da Tabela 2, a variável bem-estar dos pais não tem poder discriminatório para formar a divisão dos grupos. O cluster 1 apresentou o tipo de história de casamento não consanguíneo dos pais e teve ambos os pais como portadores de Talassemia, constituindo 13,7% e a mãe como portadora, variando 14,8% com pontuação média de bem-estar das crianças.

O cluster 2 apresentava o tipo de casamento consanguíneo dos pais e a mãe como portadora. As crianças receberam transfusão de sangue duas vezes por mês e o bem-estar das crianças denota um bem-estar razoável. O grupo 3 apresentava um casamento consanguíneo e ambos os pais eram portadores. As crianças receberam transfusão de sangue apenas uma vez por mês e tiveram um alto escore de bem-estar. O cluster 4 caracterizou-se pelo facto de os pais terem como preferência o tipo de casamento consanguíneo, tendo ambos os pais como portadores e os seus filhos terem sido submetidos a transfusão sanguínea duas e três vezes por mês, com um nível médio de bem-estar dos seus filhos. O grupo 5 apresentava apenas o pai como portador de talassemia e tinha um casamento consanguíneo, com os filhos a receberem a transfusão de sangue uma vez por mês, o que mostrava o maior índice de bem-estar entre todos os grupos, indicando os grupos mais saudáveis de todos. O grupo 6 caracterizou-se por pais com um tipo de casamento misto, 18,6% com um casamento consanguíneo e 20,5% com um casamento não consanguíneo, com o estatuto de portadora da única mãe (100%) e crianças com um intervalo de transfusão de três vezes na sua maioria e também uma vez por mês, com uma baixa pontuação de bem-estar dos seus filhos.

Tabela: Cluster do tipo de casamento, estado de portador dos pais, (risco familiar) e intervalo de transfusão de sangue para as crianças (resultado de saúde)

Quadro 2

Components	Cluster1	Cluster2	Cluster3	Cluster4	Cluster5	Cluster6
Cluster distribution	12%	17.6%	23.2%	12%	16%	19.2%
Parents well-being Well-being score(Mean)	80.4	82.5	84.7	87.2	85.6	83.1
Children well-being Well-being score(Mean)	14	15	19	14	20	7
Marriage type Consanguineous	0%	25.6%	24.4%	17.4%	14%	18.6%

Non consanguineous	38.5%	0%	20.5%	0%	20.5%	20.5%
Carrier status						
Father	0%	0%	0%	0%	100%	0%
Mother	14.8%	40.7%	0%	0%	0%	44.4%
Both	13.7%	0%	56.9%	29.4%	0%	0%
Transfusion Interval						
Once	0%	0%	46.8%	0%	19.4%	33.9%
Twice	25.4%	37.3%	0%	23.7%	13.6%	0%
Thrice	0%	0%	0%	25.%	0%	75%

7.4 Discussão

Os métodos de agrupamento podem ser aplicados em vários domínios que utilizam grandes conjuntos de dados, a fim de encontrar os padrões e a estrutura ocultos no conjunto de dados com a formação de agrupamentos significativos. Uma vez que a talassemia é uma doença hereditária que é mais prevalente nos casamentos consanguíneos, utilizámos o algoritmo Two-step Clustering para o padrão significativo de consanguinidade, bem-estar dos pais, bem-estar dos filhos e transfusão de sangue. O risco familiar e o peso das doenças genéticas sempre afectaram em maior medida o bem-estar das crianças.

Aplicado ao nosso conjunto de dados, identificámos seis grupos. Três deles eram significativos na sua estrutura. O grupo 5, que tinha o pai como portador de talassémia e que tinha um tipo de casamento consanguíneo com os seus filhos, com um intervalo de transfusão de apenas uma vez por mês, também mostrou que a pontuação de bem-estar das crianças era elevada em comparação com os outros grupos. Isto mostra que o pai, que tem sido o principal ganha-pão na maioria das famílias indianas[64], cuida dos seus filhos em termos das seguintes dimensões - cuidador, fiador, provedor económico, companheiro de brincadeiras e amigo, modelo, chefe de família e também apoio de recursos[65], o que faz com que os seus filhos cresçam numa vida tranquila, apesar da sua condição de doença.

No Grupo 6, a mãe, sendo portadora de talassémia e tendo um casamento consanguíneo, tem os seus filhos com um intervalo de transfusão de sangue de três vezes por mês, predominantemente, e também apresentou uma pontuação baixa de bem-estar das crianças entre todos os grupos. Muitos trabalhos da literatura mostram que as mulheres cuidadoras têm preocupações em relação ao futuro, aos sistemas de apoio social, às dificuldades financeiras e à eficácia dos serviços de saúde[66], o que as afecta psicológica e emocionalmente[67]-[69] e que, por sua vez, afecta os seus filhos[70]-[72]

No Grupo 3, as crianças em que ambos os pais são portadores de talassémia tiveram melhores resultados em termos de saúde, tendo recebido uma transfusão de sangue por mês, com uma pontuação elevada de bem-estar. No caso de ambos os pais serem portadores de talassemia, ambos prestam os melhores cuidados às crianças, o que melhora e regula melhor a saúde da criança. O facto de os pais prestarem sempre cuidados revela melhores resultados em termos de saúde da criança quando comparados com os cuidados prestados pelos enfermeiros [73]

A partir da análise de grupos em duas etapas, verificámos que o bem-estar dos pais não desempenha um papel na distribuição dos grupos em comparação com outras variáveis. Na realidade, o bem-estar dos pais é muito necessário para os resultados de saúde das crianças, bem como para o bom funcionamento de toda a família. Em muitos estudos, os resultados indicaram que os pais não tinham conhecimento do seu estatuto de portador até ao diagnóstico do filho[74], o que mostra que, depois de saberem o diagnóstico, foram cuidadosos com o tratamento dos filhos e conseguiram que estes tivessem bons resultados em termos de saúde, tal como indicado na formação do terceiro grupo.

Estudos anteriores [75] revelaram que havia menos conhecimento sobre a deteção do estado de portador em crianças e a maioria dos inquiridos não tinha ouvido falar do teste para detetar o estado de portador de talassemia. Como este pode ser um fator importante para que as crianças sejam afectadas pela talassemia e devido ao analfabetismo [75], elas tendem a ser afectadas psicologicamente, o que acaba por conduzir a um mau estado de saúde e bem-estar das crianças.

Um estudo do contexto indiano revelou que, de um modo geral, os pais não têm reservas em partilhar com os seus familiares informações sobre os seus filhos afectados e que a maioria dos familiares aceitou o risco de ser portador e até alguns fizeram o teste, mas a comunicação tem de ser melhorada para que todas as famílias aceitem o risco de ter um filho talassémico [76]. Também é necessário tornar o rastreio mais facilmente disponível e motivar os grupos de alto risco através de programas de sensibilização.

Assim, para que uma criança tenha uma vida melhor, ambos os pais têm de se envolver nos cuidados dos seus filhos. A literatura demonstrou que o facto de os filhos serem criados por ambos os pais terá sempre um impacto positivo na criança e na sua vida. É necessário efetuar mais estudos para validar os resultados.

O presente estudo teve como objetivo analisar os padrões de agrupamento do seu bem-estar psicológico, o tipo de casamento consanguíneo, o estatuto de portador que, no seu conjunto, são considerados como risco familiar e os resultados em termos de saúde das crianças entre os pais portadores de talassemia. Foram apresentados diferentes padrões de agrupamento. O bem-estar dos pais não tem poder discriminatório para dividir. Para qualquer doença da criança, os cuidados prestados por ambos os progenitores de forma igual farão com que as crianças tenham um melhor bem-estar.

Assim, o TCA, neste estudo, ajuda a encontrar os grupos de famílias com crianças com talassemia associadas a um mau bem-estar e a riscos familiares que requerem atenção imediata.

Figura-2: Bem-estar dos pais em termos de importância do agrupamento

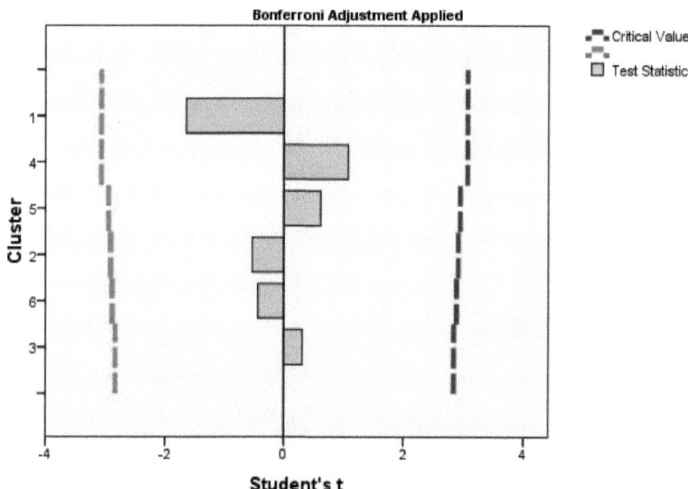

Figura-3: Importância do tipo de casamento no cluster.

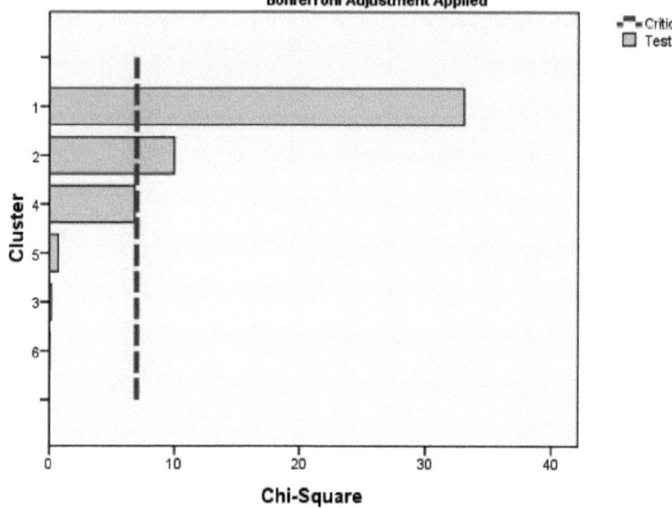

Figura-4: Estado de portador do pai ou da mãe na importância do agrupamento.

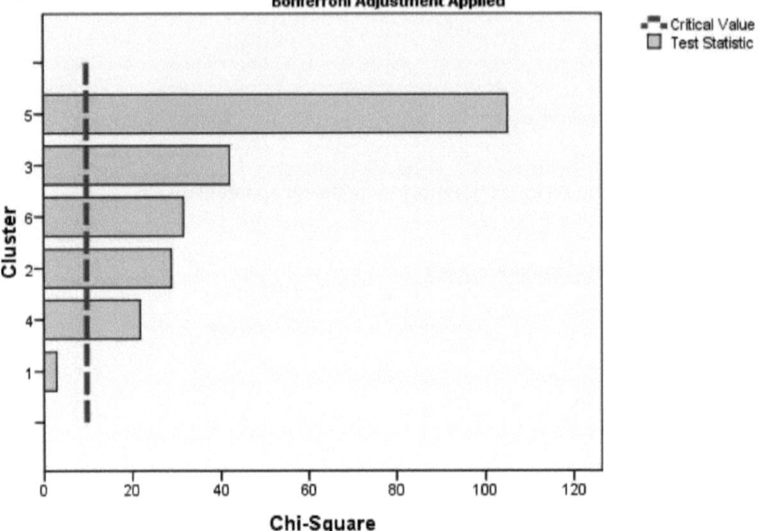

Figura-5: Intervalo de transfusão na importância do cluster.

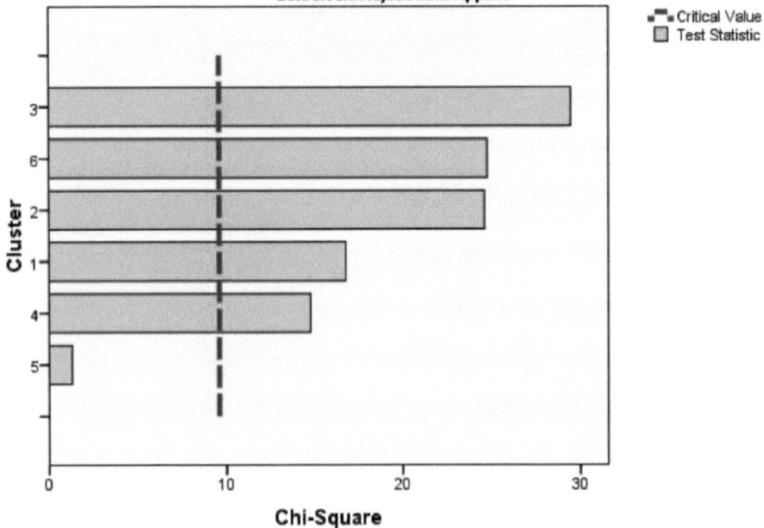

CAPÍTULO 8

8. Impacto do Capital Social no Bem-Estar dos Pais com filhos afectados pela Talassemia: Um estudo transversal

Resumo

Antecedentes: O aumento dos encargos sociais e económicos dos pais de crianças afectadas pela talassemia leva à diminuição do seu bem-estar. Determinar o capital social dos pais de crianças talassémicas e estabelecer a relação entre o seu bem-estar e o capital social.

Métodos: Estudo transversal entre pais de crianças talassémicas, com 125 pais (Mães - 39, Pais - 86) de crianças afectadas por talassemia da parte sul de Tamilnadu. A avaliação do bem-estar dos pais de crianças afectadas pela talassemia é feita através da Escala de Bem-Estar Psicológico de Ryff e o capital social é captado através da perceção de apoio em termos de informação médica, aspectos emocionais, nutricionais e financeiros na sua vida através dos seus familiares, vizinhos e conhecidos. Este estudo teve como objetivo encontrar a relação entre o capital social e o seu bem-estar. A análise efectuada é a Análise de Regressão Linear.

Resultados: Os resultados do estudo mostraram que a pontuação de bem-estar dos pais de crianças talassémicas tem uma relação positiva significativa com o capital social. Por cada unidade de aumento na pontuação de bem-estar dos pais de crianças afectadas pela talassemia, haveria um aumento de 0,056 vezes na medida do capital social.

Conclusões: O capital social teve uma relação positiva com o bem-estar das famílias com crianças afectadas pela talassemia. A necessidade de apoio psicossocial é ainda maior num país em vias de desenvolvimento como a Índia, onde o tratamento regular e dispendioso pode representar um encargo financeiro, bem como um sofrimento psicológico para as famílias com crianças afectadas pela talassemia.

8.1 Contexto

A talassemia é uma das doenças sanguíneas genéticas raras em que o corpo forma uma hemoglobina anormal. A hemoglobina é a molécula de proteína dos glóbulos vermelhos que transporta o oxigénio para todos os órgãos e tecidos. A doença resulta na destruição excessiva dos glóbulos vermelhos, o que leva à anemia. A anemia é uma condição em que o corpo não tem glóbulos vermelhos normais e saudáveis em quantidade suficiente. Por isso, a transfusão de sangue deve ser efectuada regularmente como parte do tratamento paliativo. A talassemia é considerada um grave problema de saúde pública, uma vez que a sua prevalência está a aumentar de 2 a 25% entre a bacia mediterrânica e o subcontinente indiano[2]. Por cada 100.000 nados-vivos, cerca de 4,4 foram afectados pela talassemia em todo o mundo[3]. Na Índia, todos os anos nascem 10 mil crianças com talassemia, o que representa aproximadamente 10% da incidência mundial total de crianças afectadas pela talassemia e um em cada oito portadores de talassemia vive na Índia[4]. A talassemia é um problema de saúde grave, que ameaça a vida e limita a vida, causando graves perturbações clínicas e mentais, implicando transfusões de sangue regulares, quelação de ferro, hospitalização frequente e acompanhamento médico geral, o que, nos países em desenvolvimento como a Índia, faz com que as famílias afectadas pela talassemia enfrentem muito mais dificuldades em todos os aspectos, desde o diagnóstico até ao tratamento. É necessário dar mais atenção aos pais de crianças afectadas pela talassemia para melhorar o seu bem-estar e, assim, reduzir o peso das doenças genéticas.

8.2 Materiais e métodos

Foi realizado um estudo transversal com 125 pais de crianças afectadas pela talassemia (homens - 86 e mulheres - 39) que visitaram o centro de tratamento da talassemia, em Chennai. A escala de bem-estar psicológico de Ryff foi utilizada para medir o seu bem-estar psicológico

RyffPsychological Well-being Scale:

Carol Ryff conceptualizou o bem-estar psicológico através de um questionário que consiste em 6 dimensões: autonomia, domínio do ambiente, crescimento pessoal, relações positivas com os outros, objetivo de vida, auto-aceitação[61] e concebeu escalas de auto-relato para avaliar o bem-estar de um indivíduo num determinado momento dentro de cada uma destas 6 dimensões. Existem versões validadas da medida, com três a 12 itens por escala, para utilização em inquéritos ou noutras recolhas de dados. Os indivíduos respondem a várias afirmações e indicam, numa escala de Likert de 3 pontos, até que ponto cada afirmação é verdadeira para eles. As pontuações mais elevadas em cada escala indicam um maior bem-estar nessa dimensão e a pontuação global indica um maior bem-estar.

O capital social é captado através da perceção de apoio em termos de informação médica, aspectos emocionais, nutricionais e financeiros na sua vida através dos seus familiares, vizinhos e conhecidos. De acordo com Pamela Paxton (1999), o capital social envolve dois componentes: 1) Associações objectivas entre indivíduos. Deve existir uma estrutura de rede objetiva que ligue os indivíduos. Esta componente indica que os indivíduos estão ligados uns aos outros no espaço social. 2) Um tipo de laço subjetivo. Os laços entre os indivíduos devem ser de um tipo particular, recíproco, de confiança, e envolver atributos de tipo informativo e de apoio[15].

Considerações éticas

O estudo foi aprovado pelo Conselho de Revisão Institucional e pelo Comité de Ética em Investigação da School of Public Health, SRM University, Kattankulathur, distrito de Kanchipuram, Tamilnadu, Índia. Para além disso, foram recebidas as autorizações necessárias das autoridades competentes do Centro de Tratamento da Talassemia, Tharamani, Chennai. Todos os participantes no estudo assinaram um formulário de consentimento informado por escrito e foi-lhes assegurada a confidencialidade das suas informações pessoais e a ausência de qualquer constrangimento para participarem no estudo. Os participantes foram informados de que as informações deles obtidas seriam utilizadas para publicação; no entanto, os seus identificadores pessoais permaneceriam confidenciais.

8.3 Resultados

De um total de 136 pais que participaram no estudo, 11 foram excluídos devido a questionários

incompletos. Por conseguinte, a análise foi efectuada em 125 pais de crianças afectadas pela

talassemia. Destes, 86 eram pais (68,8%) e 39 eram mães (31,2%). A idade média dos pais era de

38 anos, dos quais 66 pais estavam na faixa etária de 22 a 37 anos, 48 estavam na faixa etária de

38 a 53 anos e 11 estavam na faixa etária de 54 a 69 anos. A Tabela 3 demonstra as caraterísticas

demográficas e clínicas dos pacientes.

Tabela - Caraterísticas de base.

Quadro 3

Background Characteristics*	Frequency	Percentage
Gender		

Male	86	68.8%
Female	39	31.2%
Age:(years)		
22 to 37	66	52.8%
38 to 53	48	38.4%
54 to 69	11	8.8%
Educational Qualification		
Primary Education	74	59.2%
Secondary Education	30	24%
Graduation	21	16.8%
Monthly Income:		
<5000	73	58.4%
5000 to 15000	42	33.6%
>15000	10	8%

O quadro 4 representa as medidas gerais de bem-estar dos pais de crianças afectadas pela talassemia. Cerca de 11% dos pais tinham uma pontuação baixa de bem-estar e 14,4% estavam no

grupo de bem-estar elevado. A maioria tinha uma pontuação média de bem-estar, representando
74,4%

Tabela - Medida de bem-estar dos pais de crianças afectadas pela talassemia

Quadro 4

Parents well-being	Frequency	Percentage
Low	14	11.2%
Medium	93	74.4%
High	18	14.4%

Análise de regressão:

A análise de regressão é um método concetualmente simples para investigar relações funcionais entre variáveis. A relação é expressa sob a forma de uma equação ou de um modelo que liga a resposta ou a variável dependente e uma ou mais variáveis explicativas ou preditoras. Representamos Y como a variável dependente e X como a variável independente.

Utilizámos o capital social como variável dependente e os pais de crianças afectadas por talassemia como variável independente. A análise de regressão efectiva foi realizada iterativamente com o pacote de software R, versão 3.4.2. Os conjuntos de dados tratados produziram a seguinte equação ou modelo:

Equação 1

$$\text{Social capital} = 2.89189 + 0.05634 \ (\text{Parents well-being}) \tag{1}$$

O quadro 5 indica os valores dos coeficientes de regressão e o valor p é apresentado em conformidade.

O valor p só é considerado significativo se for inferior a 0,05.

Quadro 5

Variable name	Regression Coefficient values	P value
Intercept	2.89189	0.04912*
Parent's well-being	0.05634	0.00134*

* Valor p nível de significância inferior a 0,05. R^2 valor - 8 %(valor p - 0,001344*)

O valor R2 indica a contribuição da variável independente bem-estar dos pais para a variável dependente capital social. O ajuste do modelo é significativo, pois o valor de p é inferior a 0,05 e a força do modelo é de 8%, pois considerámos uma variável. Assim, é possível que outras variáveis também contribuam para a previsão, o que deve ser analisado em estudos posteriores.

A equação (1) ou modelo diz que, para cada unidade de aumento no índice de bem-estar dos pais de crianças afectadas pela Talassemia, haveria 0,056 vezes o aumento no capital social. O capital social tem uma relação positiva com a pontuação de bem-estar dos pais. Assim, ao aumentar o capital social da família de crianças afectadas pela talassemia, aumentará a pontuação de bem-estar dos pais e, consequentemente, as hipóteses de a família ter um funcionamento regular na vida social e pessoal[77].

8.4 Discussão

O estudo teve como objetivo examinar a relação entre o capital social e o bem-estar dos pais de crianças afectadas pela talassemia. Os resultados do estudo mostraram que a pontuação de bem-estar dos pais de crianças talassémicas tem uma relação positiva significativa com o capital social. Por cada unidade de aumento na pontuação de bem-estar dos pais de crianças afectadas pela talassemia, haveria um aumento de 0,056 vezes no capital social. Num estudo atual, cerca de

74,4% tinham uma pontuação de bem-estar média, 11,2% tinham uma pontuação de bem-estar baixa e 14,4% tinham uma pontuação de bem-estar alta. Enquanto a família estiver a cuidar do doente crónico em casa, precisa de apoio social e profissional para gerir a sua saúde física e emocional em boas condições[78]. Como sabemos, os seres humanos são seres sociais e o capital social é a parte dominante de qualquer comunidade. Se nos centrarmos no bem-estar das famílias afectadas pela talassemia através das suas redes sociais[17], poderemos ter como objetivo prestar serviços de saúde de forma eficiente e, assim, melhorar ainda mais o seu estado de bem-estar. No presente estudo, o apoio de amigos e familiares (capital social) foi um fator-chave para manter uma boa relação entre as famílias de crianças afectadas pela talassemia. Foram registados resultados semelhantes na Índia, onde a doença teve pouco ou nenhum impacto no capital social ou nas relações familiares.

O presente estudo mostra que o capital social desempenha um papel significativo na manutenção do bem-estar de uma família. Foi efectuado um estudo semelhante em que a doença teve muito pouco impacto nas relações familiares[79]

Outro estudo italiano relatou que as crianças afectadas pela Talassemia que têm poucos amigos no grupo etário dos seus pares têm mais depressão[80]. Uma das razões para o apoio familiar efetivo é o facto de as famílias que vivem nos países do Sudeste Asiático estarem mais unidas cultural e religiosamente do que nos países europeus[81].

O medo de doenças crónicas como a Talassemia, que não têm uma cura definitiva, pode ser um dos factores importantes que conduzem a estes problemas psicológicos. As doenças crónicas criam, na maior parte das vezes, angústia psicológica nos doentes e nas suas famílias de várias formas.

Apesar da doença e do fardo económico, as famílias com talassemia lidam com a situação e gerem os seus meios de subsistência. Devem ser realizados mais estudos sobre a forma como o capital social desempenha um papel na manutenção do seu estado de bem-estar e como deve ser melhorado e quais são os outros factores responsáveis pelo seu bem-estar.

Uma das limitações deste estudo foi a falta de comparação com controlos saudáveis. Isso ajudaria a avaliar de forma mais convincente os aspectos psicossociais e a identificar factores de confusão para várias variáveis sociodemográficas.

8.5 Conclusão

As doenças potencialmente fatais como a talassemia têm um impacto substancial na vida da criança e no sistema familiar em geral. Afecta não só as actividades normais da criança, mas também exige uma tarefa difícil para os pais, que têm de cuidar dela e manter o seu trabalho regular. O presente estudo analisou a relação entre o capital social e o bem-estar dos pais de crianças afectadas pela talassemia. Verificou-se uma relação positiva entre estes factores. À medida que o capital social melhora, o bem-estar dos pais com filhos afectados pela talassemia melhora significativamente.

A necessidade de apoio psicossocial é ainda maior num país em vias de desenvolvimento como a Índia, onde o tratamento regular e dispendioso pode representar um encargo financeiro, bem como um sofrimento psicológico para as famílias com talassemia. É imperativo concentrar a nossa atenção nos aspectos psicossociais da vida das pessoas afectadas pela talassemia e iniciar programas de intervenção com vista a integrá-las na corrente social e ajudá-las a levar uma vida saudável, criativa e gratificante[80].

Além disso, a educação para a saúde das famílias dos indivíduos afectados pela talassemia deve sensibilizá-los para as diferentes opções de tratamento e melhorar o seu bem-estar. Mais ainda, os decisores políticos e as partes interessadas devem prestar apoio social e monetário aos membros da família que, por sua vez, melhoram de forma abrangente o peso da doença e o bem-estar das crianças talassémicas.

8.6 Declarações

8.6.1 *Aprovação ética e consentimento de participação*

O estudo foi aprovado pelo Conselho de Revisão Institucional e pelo Comité de Ética em Investigação da School of Public Health, SRM University, Kattankulathur, distrito de Kanchipuram, Tamilnadu, Índia. Para além disso, foram recebidas as autorizações necessárias das autoridades competentes do Centro de Tratamento da Talassemia, Tharamani, Chennai. Todos os participantes no estudo assinaram um formulário de consentimento informado por escrito e foi-lhes assegurada a confidencialidade das suas informações pessoais e a ausência de qualquer constrangimento para participarem no estudo.

9. Avanços no tratamento da talassemia: A View from Gene Terapia

A talassemia é um grupo de doenças genéticas que resultam na síntese de poucas ou nenhumas cadeias α ou cadeias β-globina, o que leva à deficiência de hemoglobina e a complicações relacionadas com o sangue. Os sinais clínicos podem variar desde eventos trombóticos precoces a numerosas complicações, como hipertensão pulmonar, infecções, disfunção endócrina e, por vezes, úlceras nas pernas[82]. Os sinais clínicos apresentados baseiam-se no grau de desequilíbrio entre as cadeias alfa e não-alfa da globina, em factores genéticos e ambientais. A transfusão regular de sangue é necessária para a sobrevivência dos doentes com beta-talassemia major[83]. Isto pode causar uma sobrecarga de ferro que pode levar a problemas graves como doenças hepáticas, esplenomegalia, lesão pulmonar aguda relacionada com a transfusão, anomalias metabólicas e de coagulação, aloimunização dos glóbulos vermelhos e hemólise retardada, sobrecarga de ferro, efeitos no sistema imunitário [84]. Mesmo com a transfusão de sangue, apenas 50 a 65% dos doentes vivem para além dos 35 anos de idade em países de elevado rendimento, de acordo com a literatura existente [85] - [87]

Entre os doentes com talassemia beta, apenas alguns têm a opção de tratamento curativo do transplante alogénico de células estaminais e progenitoras hematopoiéticas[88], [89]. A terapia génica, que se centra no transplante autogénico de células estaminais hematopoiéticas, atualmente em fase 3 de ensaios clínicos, responderia a muitas questões não resolvidas e, em particular, à cura permanente dos doentes com talassemia nos próximos anos.

Além disso, a escolha de investigação futura sobre estudos de terapia genética tem sido feita em células estaminais eritropoiéticas humanas de doentes com talassemia beta, o que atrai progressivamente os cientistas para trabalharem em células pluripotentes induzidas [90]

A utilização de materiais genéticos como agentes terapêuticos apresenta muitas limitações, nomeadamente a fraca biodisponibilidade, a formulação e a entrega no local de ação e o atraso na recanalização em comparação com os medicamentos convencionais[91]. Para desenvolver terapias genéticas práticas e clinicamente úteis para o tratamento da talassemia, seria necessário compreender a disposição in vivo do ADN e a forma como esta disposição pode ser modulada de acordo com os medicamentos convencionais[92].

A tecnologia genética para o tratamento de doenças humanas tem suscitado várias reflexões a numerosos investigadores de diversas disciplinas. A terapia génica tem sido uma área inesgotável de investigação e continua a merecer grande atenção. No entanto, a utilização de material genético como agentes terapêuticos produziu muitos obstáculos novos e desafiantes que ainda têm de ser ultrapassados.

CAPÍTULO 10

10. "Diagnóstico pré-natal da talassemia: Sensível ou impraticável?

- Um contexto indiano"

A talassemia é uma doença hereditária do sangue causada por uma síntese defeituosa de hemoglobina nos glóbulos vermelhos do corpo. É uma das doenças genéticas mais comuns, da qual cerca de 200 milhões de pessoas em todo o mundo [49] são afectadas, quer como talassemia minor ou major, quer, por vezes, como portadores - que apenas são portadores de genes não afectados pelos sintomas. A maioria dos portadores de talassemia não tem conhecimento do seu estatuto de portador [50], o que continua a ser uma grande ameaça para a transmissão da doença. A natureza e as opções limitadas de tratamento da doença impõem uma pesada carga psicossocial aos doentes e às suas famílias[53]. Os recentes avanços no diagnóstico e na medicina preventiva das doenças genéticas, particularmente na talassemia, melhoraram a sobrevivência dos doentes através de opções como a transfusão de sangue, a terapia de quelação e a terapia genética[93]. Do mesmo modo, o bem-estar dos doentes também aumentou significativamente de acordo com os avanços tecnológicos, o que levou a um aumento da funcionalidade de toda a sua família[49], [94], tendo as suas actividades diárias normais.

Muitos estudos revelaram que o diagnóstico pré-natal através da amostra de vilosidades coriónicas da mãe portadora terá um maior impacto na revelação do estado da criança, quer tenha ou não talassemia. É improvável, mas há também muitas questões éticas relacionadas com este processo, que dizem que o resultado da sobrevivência das crianças seria depreciável. O diagnóstico pré-natal com sangue fetal, mesmo que indicado para casais em risco, não foi facilmente aceite. Os procedimentos intensivos e o medo de serem suspeitos fizeram com que as suas escolhas fossem contra o diagnóstico pré-natal. E os estudos também revelaram que a opção

51

de interrupção era a que preferiam se os pais portadores de talassemia tivessem a possibilidade de aceder a serviços de aconselhamento genético completos depois de terem sido diagnosticados. Isto torna mais complicado o diagnóstico e o rastreio. Um estudo sobre o contexto indiano revelou que, de um modo geral, os pais não têm reservas em partilhar informações sobre o seu diagnóstico[95], o que, mais uma vez, torna o diagnóstico pré-natal uma escolha complicada. Apesar de as técnicas terem sido introduzidas há muito tempo[96], [97], ainda nalguns locais da Índia, os serviços como a colheita de amostras de vilosidades coriónicas e a análise de ADN no primeiro trimestre são limitados, sendo remetidos para outros hospitais.

Apesar dos inconvenientes, os avanços contínuos no conhecimento da patologia molecular e a melhoria das metodologias de deteção de mutações e de aplicação da vilocentese na recuperação de células fetais nucleadas permitiram uma rápida melhoria tanto na praticidade como na adequação do diagnóstico pré-natal[98]. Além disso, para reduzir a opção de interromper a gravidez, o diagnóstico genético pré-concecional ou pré-implantação tem vindo a ser utilizado no caso da talassemia e de várias outras doenças[99]. Do ponto de vista da comunidade, o diagnóstico pré-natal é considerado uma componente integral do programa de controlo das hemoglobinopatias. A estimativa do peso da doença, a sensibilização da comunidade, a identificação de portadores e casais de risco e o aconselhamento genético são fundamentais para um programa preventivo dinâmico. Países como Chipre, Grécia, Reino Unido e Itália lançaram com êxito programas de controlo e conseguiram uma redução notável das doenças genéticas[100]-[103].

Em estudos anteriores, identificou-se que o momento mais adequado para o rastreio da talassemia é durante um exame pré-natal em clínicas pré-natais, crianças do ensino secundário, estudantes universitários e membros da família alargada de crianças afectadas[104].

O aconselhamento genético é também uma das formas importantes de prevenir a propagação. Os conselheiros e educadores de saúde devem estar completamente conscientes de que os casais em risco de ter um filho com doenças genéticas, em geral, devem ter a opção do diagnóstico pré-natal para resolver complicações futuras. Da mesma forma, na Sardenha, a redução do número de bebés com beta-talassemia major de 1:250 para 1:4000 foi conseguida através de um aconselhamento genético eficaz com a identificação de um número máximo de portadores[105].

Os programas de educação para a saúde pública que se concentram na população-alvo ou de alto risco são muito necessários no cenário atual para proporcionar aconselhamento genético parental no diagnóstico pré-natal, bem como para preencher a lacuna de conhecimentos sobre doenças genéticas.

11. Talassemia: Uma doença rara a pesar

A talassemia é uma doença sanguínea hereditária que se manifesta normalmente por uma síntese anormal da molécula de hemoglobina no organismo. Esta hemoglobina anormal resulta na interrupção do transporte de oxigénio e leva à destruição dos glóbulos vermelhos. Até à data, não foi encontrada nenhuma cura para a talassemia, exceto o transplante de medula óssea, que também está a mostrar um aumento da mortalidade relacionada com o transplante. As pessoas que vivem com talassemia necessitam de transfusões de sangue regulares como requisito necessário para prolongar a sua vida. Existem dois tipos de talassemia: a alfa e a beta.

A talassemia beta, uma doença de gene único, está disseminada por todo o mundo. Cerca de 5 % da população humana tem talassemia alfa ou beta, embora nem todos sejam sintomáticos (portadores). De acordo com os relatórios estatísticos, apenas 1,7% da população mundial apresenta sinais e sintomas de talassemia em resultado de uma mutação genética, enquanto outros permanecem como portadores e têm-na no seu gene. A prevalência da talassemia continua a ser elevada nos grupos tribais (7%) e também nos grupos étnicos (5 a 14%), de acordo com a literatura publicada.

Estima-se que a prevalência de hemoglobinopatias patológicas (incluindo a talassemia) na Índia seja de 1,2 por 1000 nados-vivos, de acordo com o relatório global da March of Dimes.

Os peritos afirmam que a Índia é a capital mundial da talassemia, com cerca de 40 milhões de pessoas e mais de 1 lakhs com talassemia major durante um mês. Independentemente das estimativas, não houve qualquer iniciativa de prevenção e controlo do programa a nível nacional. Apesar de países vizinhos, como o Paquistão, terem um projeto de lei que torna obrigatório o teste de portador para os familiares de doentes com talassemia, que foi aprovado em fevereiro de 2017.

Na Índia, não existe uma norma para os controlos de saúde preventivos, as pessoas que sofrem de talassemia estão a passar inconscientemente para a geração seguinte e assim por diante.

Mesmo na zona mediterrânica, foi lançado um programa de educação intensiva dirigido ao pessoal de saúde e à população em geral. Realizam-se reuniões regulares entre médicos, especialmente entre pediatras e obstetras.

O sector privado e as organizações não governamentais têm grande necessidade de melhorar os cuidados de saúde, uma vez que o número de talassémicos está a aumentar na Índia. Cerca de 1 lakhs de doentes com talassemia morrem devido à falta de acesso ao tratamento.

Através da utilização de meios de comunicação social, cartazes e folhetos informativos deixados em vários locais, tais como clínicas de planeamento familiar, registos de casamento e salas de aconselhamento, a mensagem relevante para a talassemia pode ser divulgada à população. A mensagem deve incluir as manifestações clínicas, a história natural, as terapêuticas disponíveis e a esperança de vida da talassemia major. O estado de portador deve ser enfatizado de forma a identificar e prevenir a propagação para a sua geração e não associado a estigmatização.

Apêndice - A

FORM SERIAL NUMBER: ☐ ☐ ☐

Date -   ☐

**Impact of Family Social capital on the well-being of tribal families with Thalassemia affected children: Social Network Analysis (SNA).**

S.NO		ANSWER
1	*Respondent's Name*	
2	*Age*	
3	*Gender*	
4	*Education*	
5	*Occupation*	
6	*Monthly Income*	
7	*Type of marriage*	
8	*Tribe name*	
9	*Ethnicity*	
10	*Residential Area*	
11	*To your knowledge, what is Thalassemia?*	

S.NO	Members of the respondent's family	Gender	Age	Type of relationship to respondent	Thalassemia status	Educational qualification	Frequency of Blood transfusion

<u>**QUESTIONÁRIO SNA:**</u>

(Com que frequência?Diariamente-7, várias vezes por semana-6, uma vez por semana-5, uma vez de duas em duas semanas-4, uma vez por mês-3, uma vez de dois em dois meses-2, menos de dois em dois meses-1)

P.l) Suponha que necessita de informações sobre um problema de saúde para o qual não conseguiu encontrar uma solução. A quem, de entre os membros do seu grupo comunitário, se dirigiria para pedir conselhos?

S.NO	Name of the person	Gender	Age	Type of relationship	How often you talk with the person?	How much you were satisfied with information?

P.2) Considere todas as situações do ano passado em que pensa ter encontrado uma solução para questões relacionadas com a nutrição. Não tem a certeza disso e a confirmação de outros tranquilizá-lo-ia. A quem se dirigiria para obter uma confirmação?

S.NO	Name of the person	Gender	Age	Type of relationship	How often you talk with the person?	How much you were satisfied with information?
.						

P.3) Considere todas as situações do ano passado em que necessitou de recursos financeiros essenciais para o seu transporte, mas não os possuía. A quem dos membros do seu grupo comunitário se dirigiria para o pedir?

S.NO	Name of the person	Gender	Age	Type of relationship	How often you talk with the person?	How much you were satisfied with the help provided?	How often do you ask the person for financial support?

P.4) Suponha que se vê confrontado com problemas graves na sua vida social (por exemplo, uma relação problemática com um familiar, falta de motivação, etc.). Com quem dos membros do seu grupo comunitário falaria sobre esses problemas?

S.NO	Name of the person	Gender	Age	Type of relationship	How often you talk with the person?	How much you were satisfied with information?

P.5) Suponha que se vê confrontado com problemas graves na sua vida pessoal (por exemplo, falta de motivação, depressão e stress devido a encargos financeiros e psicossociais). Com que membros do seu grupo comunitário falaria sobre estes problemas?

S.NO	Name of the person	Gender	Age	Type of relationship	How often you talk with the person?	How much you were satisfied with information?

P.6) Considere todas as situações do ano passado em que cooperou com alguns membros do seu grupo comunitário. Por cooperação, entende-se: partilhar informações, ir juntos ao hospital, resolver problemas em conjunto, dar apoio emocional, etc. Os conselhos ocasionais não se enquadram neste tipo de cooperação. Com quem cooperou entre os membros do seu grupo comunitário? Com que frequência cooperou com cada um dos membros do seu grupo comunitário durante o último ano?

S.NO	Name of the person	Gender	Age	Type of relationship	How often you cooperated with the person?	How would you rate for being cooperated with the person?

Q.7) Numa comunidade, acontece frequentemente que as pessoas têm apenas Contactos com pessoas, como uma conversa sem sentido sobre O tempo, etc. Com que membros do seu grupo comunitário tem uma relação bastante superficial?

S.NO	Name of the person	Gender	Age	Type of relationship	How often you talk with the person?

Q.8) Nos contactos seguintes, quanto mais à esquerda assinalar um quadrado, mais associa a sua relação com uma pessoa a "desconfiança". Quanto mais à direita assinalar um quadrado, mais associa a sua relação com essa pessoa a "confiança". -3 = desconfiança forte, - 2= desconfiança moderada, -1= desconfiança ligeira, 0 = média, 1 = confiança ligeira, 2 = confiança moderada, 3 = confiança forte

Name of the person	-3	-2	-1	0	1	2	3

Q.9 Nos contactos seguintes, quanto mais à esquerda assinalar um quadrado, mais considera a sua relação com uma pessoa como "hostil". Quanto mais à direita assinalar um quadrado, mais considera a sua relação com esse colega como "amigável".
[Hostil (-3)/amigável (+3)]

Name of the person	-3	-2	-1	0	1	2	3

			61				

Apêndice-B

KIDSCREEN- 10 QUESTIONNAIRES:

About Your Child's Health

> **Thinking about the last week...**

Scoring instruction:

5 – Never
4 – seldom
3 – Quite often
2 – Very often
1 – Always

1. Has your child felt fit and well?

   o   not at all

   o   slightly

   o   moderately

o   very

o   extremely

2. Has your child felt full of energy?

o   never

o   seldom

o   quite often

o   very often

o   always

3. Has your child felt sad?

o   never

o   seldom

o   quite often

o   very often

o   always

4. Has your child felt lonely?

o   never

o   seldom

o   quite often

o   very often

o   always

5. Has your child had enough time for him/herself?

o   never

o   seldom

- o quite often

- o very often

- o always

6. Has your child been able to do the things that he/she wants to do in his/her free time?

- o never

- o seldom

- o quite often

- o very often

- o always

7. Has your child felt that his/her parent(s) treated him/her fairly?

- o Never

- o seldom

- o quite often

- o very often

- o always

8. Has your child had fun with his/her friends?

- o never

- o seldom

- o quite often

- o very often

- o always

9. Has your child got on well at school?

- o not at all

o   slightly

o   moderately

o   very

o   extremely

10. Has your child been able to pay attention?

o   never

o   seldom

o   quite often

o   very often

o   always

In general, how would your child rate
her/his health?

o   excellent

o   very good

o   good

o   fair

o   poor

Apêndice-C

RyffEscala de bem-estar psicológico:

Indique o seu grau de concordância (utilizando uma pontuação de 1 a 3) com o seguinte

Frases.

> *Scoring instructions:*
>
> *1- Agree*
> *2- Neither Agree nor Disagree*
> *3- Disagree*

1.1 Não tenho medo de exprimir as minhas opiniões, mesmo quando estas são contrárias às opiniões da maioria das pessoas.

2. Em geral, sinto que sou responsável pela situação em que vivo.

3.1 não estou interessado em actividades que alarguem os meus horizontes.

4. A maioria das pessoas vê-me como carinhoso e afetuoso.

5.1 viver a vida um dia de cada vez e não pensar no futuro.

6. Quando olho para a história da minha vida, fico satisfeito com a forma como as coisas correram.

7. As minhas decisões não são normalmente influenciadas pelo que os outros estão a fazer.

8. As exigências da vida quotidiana deixam-me frequentemente deprimido.

9.1 Considera que é importante ter novas experiências que desafiem a forma como pensa sobre si próprio e sobre o mundo.

10. A manutenção de relações próximas tem sido difícil e frustrante para mim.

11.1 têm um sentido de direção e um objetivo na vida.

12.1Em geral, sinto-me confiante e positivo em relação a mim próprio.

13.1. Tenho tendência para me preocupar com o que os outros pensam de mim.

14.1 não me adapto muito bem às pessoas e à comunidade que me rodeia.

15. Quando penso nisso, não melhorei muito como pessoa ao longo dos anos.

16.1 Sinto-me frequentemente só porque tenho poucos amigos próximos com quem partilhar as minhas preocupações.

17. As minhas actividades diárias parecem-me muitas vezes triviais e sem importância.

18.1. Sinto que muitas das pessoas que conheço tiraram mais proveito da vida do que eu.

19.1 tendem a ser influenciados por pessoas com opiniões fortes.

20.1 Sou bastante bom a gerir as muitas responsabilidades da minha vida quotidiana.

21.1 tem a sensação de que me desenvolvi como pessoa ao longo do tempo.

22.1. desfrutar de conversas pessoais e mútuas com os membros da família ou amigos.

23.1 não tenho uma boa noção do que estou a tentar alcançar na vida.

24.1 gosto da maioria dos aspectos da minha personalidade.

25.1 Confiar nas minhas opiniões, mesmo que sejam contrárias ao consenso geral.

26.1 Sinto-me frequentemente sobrecarregado pelas minhas responsabilidades.

27.1Não gosto de estar em situações novas que me obriguem a mudar a minha maneira antiga de fazer as coisas.

28. As pessoas descrever-me-iam como uma pessoa generosa, disposta a partilhar o meu tempo com os outros.

1.1   1 gosta de fazer planos para o futuro e de trabalhar para os tornar realidade.

30.   Em muitos aspectos, sinto-me desiludido com as minhas realizações na vida.

31.   É-me difícil exprimir as minhas próprias opiniões sobre assuntos controversos.

32.   Tenho dificuldade em organizar a minha vida de uma forma que me satisfaça.

33.   Para mim, a vida tem sido um processo contínuo de aprendizagem, mudança e crescimento.

34.   Não tenho tido muitas relações calorosas e de confiança com os outros.

35.   Algumas pessoas vagueiam sem rumo pela vida, mas eu não sou uma delas

36. *A minha atitude em relação a mim próprio não é provavelmente tão positiva como a que a maioria das pessoas tem em relação a si própria.*

37. *Julgo-me pelo que acho que é importante, não pelos valores do que os outros acham que é importante.*

38. *Consegui construir uma casa e um estilo de vida muito do meu agrado.*

39. *Há muito tempo que desisti de tentar fazer grandes melhorias ou mudanças na minha vida.*

40. *Sei que posso confiar nos meus amigos e eles sabem que podem confiar em mim.*

41. *Por vezes sinto que já fiz tudo o que havia para fazer na vida.*

42. *Quando me comparo com os meus amigos e conhecidos, sinto-me bem com quem sou.*

Apêndice-D

FORMA DE CONSENTIMENTO VERDADEIRAMENTE INFORMADA

INTRODUÇÃO:

Este é um estudo de Análise de Redes Sociais no qual tentaremos mapear a rede de comunicação do seu grupo comunitário tribal.

OBJECTIVOS:

O objetivo académico do estudo é compreender os factores que determinam quem fala com quem. Queremos compreender o capital social através de quais os factores que dificultam a comunicação e quais os que facilitam a comunicação. O objetivo deste estudo é melhorar a comunicação que precisa de ser melhorada.

PROCEDIMENTOS:

Ser-lhe-á pedido que preencha um questionário sobre as pessoas com quem interage regularmente, um questionário para avaliar o seu bem-estar e o bem-estar das crianças, bem como informações sobre si, como o nome da tribo, o tipo de casamento, etc. O questionário demoraria 30 minutos a ser preenchido. Para sabermos quem fala com quem, precisamos que nos diga o seu nome quando preencher o questionário. Uma vez recolhidos os dados, construiremos um mapa da rede social e compararemos a rede da família com o seu bem-estar e o dos seus filhos.

RETIRADA DO ESTUDO:

Pode optar por interromper a sua participação neste estudo a qualquer momento. Assim, não aparecerá em nenhum dos mapas das redes sociais e não será calculada nenhuma métrica que o envolva. E a sua participação neste estudo é totalmente voluntária.

CONFIDENCIALIDADE:

Como explicado acima, a sua participação não será anónima. Além disso, todos os membros do pessoal universitário da SRM poderão ver os resultados do estudo que incluem o seu nome. As informações recolhidas serão mantidas confidenciais e utilizadas apenas para fins de investigação.

CERTIFICAÇÃO DO PARTICIPANTE:

Li e creio ter compreendido este documento de consentimento informado. Creio ter compreendido o objetivo do projeto de investigação e o que me será pedido para fazer. Compreendo que posso interromper a minha participação neste estudo de investigação em qualquer altura e que posso recusar-me a responder a qualquer pergunta (sf

dou o meu consentimento informado e livre para participar no presente estudo

ASSINATURAS:

Referências:

[1]   F. Behdani *et al.*, "Psychological Aspects in Children and Adolescents With Major
       Thalassemia: A Case-Control Study", *lran.J. Pediatr.*, vol. 25, no. 3, Jun. 2015.

[2]   D. J. Weatherall e J. B. Clegg, "Inherited haemoglobin disorders: an increasing
       global health problem", *Bull. World Health Organ.*, vol. 79, n.º 8, pp. 704-712, 2001.

[3]   Y. Ibrahim Aljeesh, "Quality of Life Among Thalassemia Children Patients in the Gaza Strip,"
       Am.J. Nurs. Sci., vol. 5, no. 3, p. 106, 2016.

[4]   "M Sengupta. Thalassemia among the tribal communities of India. The Internet Journal
       ofBiological Anthropology. 2007 Volume 1 Número 2." [Online].Disponível:
       https://print.ispub.com/api/0/ispub-article/5492. [Acedido: 15-Abr-2017].

[5]   K. Ghosh, R. B. Colah, e M. B. Mukherjee, "Haemoglobinopathies in tribal
       populações da Índia", *Indian J. Med. Res.*, vol. 141, no. 5, p. 505, May2015.

[6]   S. B. TV e M. Shantaram, "Uma incidência de β-talassemia no sul da Índia - uma revisão",
       Int.J., vol. 1,2016.

[7]   H. Hamamy, "Consanguineous marriages," *J. Community Genet.*, vol. 3, no. 3, pp. IBS- 192, Jul.
       2012.

[8]   D. Weatherall, "The Thalassemias: The Role of Molecular Genetics in an Evolving Global
       Health Problem", *Am.J. Hum. Genet.*, vol. 74, no. 3, pp. 38S-392, Mar. 2004.

[9]   "TV e Shantaram -2016- Uma incidência de β-talassemia no sul da Índia - uma revisão.pdf."

[10]   "thalassemia patient family studies - Google Search". [Online]. Disponível:
       https://www.google.co.in/?gfe_rd=cr&ei=-
       3bcWPKbDayo8wf2pL6gAw&gws_rd=ssl#safe=off&q=thalassemia+patient+family+s
       tudies&*. [Acedido em: 30-Mar-2017].

[11]   "Eiser C. Psychological effects of chronic disease (Efeitos psicológicos da doença crónica). J

ChildPsychol Psychiatry. 1990 Jan;31[1]:8S-98.".

[12]   "Weatherall DJ, Clegg JB. Inherited haemoglobin disorders:an increasing global health problem. Bull World HealthOrgan. 20." .

[13]   "Khurana A, Katyal S, Marwaha RK. Psychosocial burden inthalassemia. Indian J Pediatr. 2006 0ct;73[10]:877-80" .

[14]   "Hamamy H, Al-Hait S, Alwan A, Ajlouni K [2007a] Jordan:communities and community genetics. Community Genet10:S2-60." .

[15]   "Social Capital and Aboriginal Communities: A critical assessment, Journal of Aboriginal Health, novembro de 2009". [Online]. Disponível: http://naho.ca/documents/journal/jah05_03/05_03_03_Assessment.pdf. [Acedido: 18-Abr-2017].

[16]   E. C. Alvarez, I. Kawachi, and J. R. Romani, "Family social capital and health - a systematic review and redirection," *Social. Health Ilin.*, vol. 39, no. 1, pp. 5-29, Jan. 2017.

[17]   D. O'Brien, J. Phillips, and V. Patsiorkovsky, "Linking indigenous bonding and bridging social capital," *Reg. Stud.*, vol. 39, no. 8, pp. 1041-1051, Nov. 2005.

[18]   M. Woolcock e D. Narayan, "Social Capital: Implications for Development Theory, Research, and Policy", *World BankRes. Obs.*, vol. 15, n.º 2, pp. 225-249, agosto de 2000.

[19]   "Buracos estruturais - Ronald S. Burt | Harvard University Press." [Online]. Disponível: http://www.hup.harvard.edu/catalog.php?isbn=9780674843714. [Acedido: 01- Mar-2018].

[20]   W. Tsai e S. Ghoshal, "Social Capital and Value Creation: The Role of Intrafirm Networks", *Acad. Manage.}.*, vol. 41, no. 4, pp. 464-476,1998.

[21]   S. Sawyer e K. Crowston, "ICT in the real estate industry: Agents and social capital," *Proc. AMCIS1999*, Dez. 1999.

[22]   B. Wellman, "Structural analysis: From method and metaphor to theory and substance", *Contemp. Stud. Social*, vol. 15, pp. 19-61,1997.

[23]   J.-L. Arregle, M. A. Hitt, D. G. Sirmon, e P. Very, "The Development of Organizational Social

Capital: Attributes of Family Firms*,"*/. Manag. Stud.*, vol. 44, no. 1, pp. 73-95, Jan. 2007.

[24] K. Bolin, B. Lindgren, M. Lindstrom, e P. Nystedt, "Investments in social capitalimplications of social interactions for the production ofhealth," *Soc. Sci. Med. 1982*, vol. 56, no. 12, pp. 2379-2390, Jun. 2003.

[25] T. Harpham, E. Grant, and E. Thomas, "Measuring social capital within health surveys: key issues," *Health PolicyPlan*, vol. 17, no. 1, pp. 106-111, Mar. 2002.

[26] G. Waverijn, M. K. Wolfe, S. Mohnen, M. Rijken, P. Spreeuwenberg, e P. Groenewegen, "A prospective analysis of the effect of neighbourhood and individual social capital on changes in self-rated health of people with chronic illness," *BMC PublicHealth*, vol. 14, p. 675, Jul. 2014.

[27] J. S. Coleman, "Social Capital in the Creation of Human Capital", *Am.J. Sociol.*, vol. 94, pp. S95-S120, 1988.

[28] S. M. Mohnen, P. P. Groenewegen, B. Volker, and H. Flap, "Neighborhood social capital and individual health," *Soc. Sci. Med. 1982*, vol. 72, no. 5, pp. 660-667, Mar. 2011.

[29] I. Kawachi, "Social capital and community effects on population and individual health", *Ann. N. Y. Acad. Sci.*, vol. 896, pp. 120-130,1999.

[30] M. Linden-Bostrom, C. Persson, and C. Eriksson, "Neighbourhood characteristics, social capital and self-rated health - A population-based survey in Sweden," *BMC Public Health*, vol. 10, p. 628, Oct. 2010.

[31] K. A. Lochner, I. Kawachi, R. T. Brennan, and S. L. Buka, "Social capital and neighborhood mortality rates in Chicago," *Soc. Sci. Med. 1982*, vol. 56, no. 8, pp. 17971805, Abr. 2003.

[32] S. Han, H. Kim, and H.-S. Lee, "A multilevel analysis of social capital and self-reported health: evidence from Seoul, South Korea," *Int.J. EquityHealth*, vol. 11, p. 3, Jan. 2012.

[33] K. Sundquist e M. Yang, "Linking social capital and self-rated health: a multilevel analysis of 11,175 men and women in Sweden.", *Health Place*, vol. 13, no. 2, pp. 324334, Jun. 2007.

[34] R. de J. Tuesca-Molina and E. J. Amed-Salazar, "Social capital and relationship with self-rated

health. National health survey in Colombia," *Colomb. Medica*, vol. 45, no. 1, pp. 7-14, Jan. 2014.

[35]   M. Wen, C. R. Browning, e K. A. Cagney, "Poverty, affluence, and income inequality: neighborhood economic structure and its implications for health", *Soc. Sci. Med. 1982*, vol. 57, no. 5, pp. 843-860, set. 2003.

[36]   G. N. Giordano, H. Ohlsson, and M. Lindstrom, "Social capital and health-purely a question of context?", *Health Place*, vol. 17, no. 4, pp. 946-953, Jul. 2011.

[37]   M. Lindstrom, "Social capital, the miniaturisation of community and self-reported global and psychological health", *Soc. Sci. Med. 1982*, vol. 59, no. 3, pp. 595-607, Aug. 2004.

[38]   G. Veenstra, "Social capital, SES and health: an individual-level analysis", *Soc. Sci. Med.*, vol. 50, no. 5, pp. 619-629, Mar. 2000.

[39]   I. Kawachi, B. P. Kennedy, K. Lochner, e D. Prothrow-Stith, "Social capital, income inequality, and mortality", *Am.J. Public Health*, vol. 87, no. 9, pp. 1491-1498, Sep. 1997.

[40]   J. S. Coleman, "Social Capital in the Creation of Human Capital", *Am.J. Sociol.*, vol. 94, pp. S95-S120, Jan. 1988.

[41]   M. S. Granovetter, "The Strength ofWeak Ties," *Am.J. Sociol.*, vol. 78, no. 6, pp. 1360-1380, maio de 1973.

[42]   N. Lin, "Building a network theory of social capital", *Connections*, vol. 22, n.º 1, pp. 28-51, 1999.

[43]   A. Abbasi, R. T. Wigand, and L. Hossain, "Measuring social capital through network analysis and its influence on individual performance," *Libr. Inf. Sci. Res.*, vol. 36, no. 1, pp. 66-73, Jan. 2014.

[44]   S. Wasserman e K. Faust, *Social Network Analysis: Methods and Applications*. Cambridge University Press, 1994.

[45]   U. Brandes e D. Fleischer, "Centrality Measures Based on Current Flow", em *STACS 2005*, 2005, pp. 533-544.

[46]   R. Menezes, A. Evsukoff, and M. C. Gonzalez, *Complex Networks*. Springer, 2012.

[47] A. Abbasi, R. T. Wigand, e L. Hossain, "Measuring social capital through network analysis
and its influence on individual performance", *Libr. Inf. Sci. Res.*, vol. 36, no. 1, pp. 66-73, Jan.
2014.

[48] A. Abbasi, L. Hossain, e R. Wigand, "Social Capital and Individual Performance: A Study
ofAcademic Collaboration", *ArXivlll22460 Phys.*, Dez. 2011.

[49] "Artigo académico [PDF]: Relação entre o bem-estar das crianças e a função familiar em
crianças com talassemia major em Isfahan em 2013", *ResearchGate.* [Online].
Disponível:
https://www.researchgate.net/publication/301741088_Relation_between_Children'
s_Well-
Being_and_Family_Function_in_Children_with_Thalassemia_Major_in_Isfahan_in_201   3.
[Acedido: 31-Mar-2017].

[50] "Alpha Thalassemia". [Online].Disponível:
http://kidshealth.org/en/parents/thalassemias.html. [Acedido em: 09-Oct-2017].

[51] A. H. Bittles, W. M. Mason, J. Greene, e N. A. Rao, "Reproductive Behavior and Health in
Consanguineous Marriages," *Science*, vol. 252, no. 5007, pp. 789-794,1991.

[52] M. Borhany *et al.*, "Distúrbios hemorrágicos na tribo: resultado de consanguinidade na
reprodução", *OrphanetJ. Rare Dis.*, vol. 5, no. 1, p. 23, Sep. 2010.

[53] M. A. Kurian *etal.*, "Clinical and molecular characterisation ofhereditary dopamine
transporter deficiency syndrome: an observational cohort and experimental study,"
LancetNeurol, vol. 10, no. 1, pp. 54-62, Nov. 2010.

[54] "Wong's Essentials of Pediatric Nursing - 9th Edition". [Online]. Disponível:
https://www.elsevier.com/books/wongs-essentials-of-pediatric-
nursing/hockenberry/978-0-323-08343-0. [Acedido em: 13-Oct-2017].

[55] M. Keshvari, A. Ebrahimi, and H. Abedi, "Relation between Children's Well-Being and Family
Function in Children with Thalassemia Major in Isfahan in 2013," *Glob.J. Health Sci.*, vol. 8,

p. 170, Apr. 2016.

[56]   G. Caocci *et al.*, "Health related quality of life in Middle Eastern children with betathalassemia," *BMC Blood Disord*, vol. 12, no. 1, p. 6, Dec. 2012.

[57]   "Comparação da qualidade de vida das crianças talassémicas com a dos seus pais [PDF Download disponível]." [Online].Disponível: https://www.researchgate.net/publication/236033285_Comparison_of_quality_of_li fe_de_criancas_talassemicas_com_seus_pais. [Acedido em: 13-0ct-2017].

[58]   W. Damon, "What is Positive Youth Development?", *Ann. Am. Acad. Pol. Soc. Sci.*, vol. 591, n.º 1, pp. 13-24, Jan. 2004.

[59]   "TwoStep Cluster Analysis," ll-Jul-2013. [Online]. Disponível: https://www.ibm.eom/support/knowledgecenter/SSLVMB_22.0.0/com.ibm.spss.sta tistics.help/spss/base/idh_twostep_main.htm?view=embed. [Acedido: 12-Out- 2017].

[60]   "Conduct and Interpret a Cluster Analysis", *Statistics Solutions...*

[61]   K. W. Springer e R. M. Hauser, "An assessment of the construct validity of Ryff's scales of psychological well-being: Method, mode, and measurement effects," *Soc. Sci. Res.*, vol. 35, no. 4, pp. 1080-1102, 2006.

[62]   A. Field, *Discovering statistics using SPSS: and sex and drugs and rock "n" roll*, 3. ed., reimpresso. Los Angeles, Califórnia: Sage, 2011.

[63]   K. Csizer e J. Jamieson, "Cluster Analysis", em *The Encyclopedia ofApplied Linguistics*, Blackwell Publishing Ltd, 2012.

[64]   A. Saraff and H. C. Srivastava, "Envisioning Fatherhood: Indian Fathers' Perceptions of an Ideal Father," *Popul. Rev.*, vol. 47, no. 1, Jul. 2008.

[65]   V. Swallow, A. Macfadyen, S. J. Santacroce, and H. Lambert, "Fathers' contributions to the management of their child's long-term medical condition: a narrative review of the literature," *Health Expect.*, vol. 15, no. 2, pp. 157-175, Jun. 2012.

[66]   S. Prasomsuk, A. Jetsrisuparp, T. Ratanasiri, and A. Ratanasiri, "Lived experiences of

mothers caring for children with thalassemia major in Thailand,"*J. Spec. Pediatr. Nurs.*, vol. 12, no. 1, pp. 13-23, 2007.

[67]   L. Mazzone, L. Battaglia, F. Andreozzi, M. A. Romeo, e D. Mazzone, "Emotional impacto em crianças com β-talassémia major após uma abordagem cognitivo-comportamental familiar
therapy and quality oflife of caregiving mothers," *Clin. Pract. Epidemiol. Ment. Health*, vol. 5, n.º 1, p. 5, 2009.

[68]   Y. Aydinok, S. Erermis, N. Bukusoglu, D. Yilmaz, e U. Solak, "Psychosocial implications of thalassemia major," *Pediatr. Int.*, vol. 47, no. 1, pp. 84-89, 2005.

[69]   J. Tsiantis, T. H. Dragonas, C. Richardson, D. Anastasopoulos, G. Masera, e J. Spinetta, "Psychosocial problems and adjustment of children with β-thalassemia and their families," *Eur. Child Adolesc. Psychiatry*, vol. 5, no. 4, pp. 193-203,1996.

[70]   D. Shaligram, S. C. Girimaji, e S. K. Chaturvedi, "Psychological problems and quality oflife in children with thalassemia," *Indian J. Pediatr.*, vol. 74, no. 8, pp. 727-730, 2007.

[71]   P. Telfer, G. Constantinidou, P. Andreou, S. Christou, B. Modell, e M. Angastiniotis, "Quality oflife in thalassemia," *Ann. N. Y. Acad. Sci.*, vol. 1054, no. 1, pp. 273-282, 2005.

[72]   C. Politis, "The psychosocial impact of chronic illness", *Ann. N. Y. Acad. Sci.*, vol. 850, no. 1, pp. 349-354,1998.

[73]   S. Kirk, C. Glendinning, e P. Callery, "Parent or nurse? The experience ofbeing the parent of a technology-dependent child, "*J. Adv. Nurs.*, vol. 51, no. 5, pp. 456-464, 2005.

[74]   C. F. Ngim, H. Ibrahim, N. M. Lai, and C. S. Ng, "A single centre study on birth of children with transfusion-dependentthalassaemia in Malaysia and reasons for ineffective prevention," *Prenat. Diagn.*, vol. 35, no. 1, pp. 51-59, Jan. 2015.

[75]   F. Ishaq, H. Abid, F. Kokab, A. Akhtar e S. Mahmood, "Awareness among parents of β-thalassemia major patients, regarding prenatal diagnosis and premarital screening," *J. Coll. PhysiciansSurg.-PakJCPSP*, vol. 22, no. 4, pp. 218-221, Abr. 2012.

[76]   A. Saxena and S. R. Phadke, "Feasibility of thalassaemia control by extended family

screening in Indian context, "*J. Health Popul. Nutr.*, vol. 20, no. 1, pp. 31-35, Mar. 2002.

[77]   "Khurana A, Katyal S, Marwaha RK. Psychosocial burden in thalassemia. Indian J Pediatr. 2006 Oct;73[10]:877-80. - Pesquisa no Google." [Online].Disponível: https://www.google.co.in/search?q=Khurana+A%2C+Katyal+S%2C+Marwaha+RK.+Psychosocial+burden+in+thalassemia.+Indian+J+Pediatr.+2006+Oct%3B73(10)%3A877%E2%80%9380.&rlz=1C1CHBD_enIN740IN740&oq=Khurana+A%2C+Katyal+S%2C+Marwaha+RK.+Psychosocial+burden+in+thalassemia.+Indian+J+Pediatr.+2006+Oct%3B73[10]%3A877%E2%80%9380.&aqs=chrome..69i57.1394j0j7&sourceid=chrome&ie=UTF-8. [Acedido em: 15-Abr-2017].

[78]   "Comparação da qualidade de vida das crianças talassémicas com a dos seus pais [PDF Download disponível]." [Online]. Disponível: https://www.researchgate.net/publication/236033285_Comparison_of_quality_of_life_of_thalassemic_children_with_their_parents?el=1_x_8&enrichId=rgreq-195ddfbbe63c6ede63cf8f4bf17f5215-XXX&enrichSource=Y292ZXJQYWdl0zMwMTc0MTA40DtBUzozNjk4NjM40TQ4MTQ3MjFAMTQ2NTE5MzgzMjM50Q== [Acedido: 12-Sep-2017].

[79]   A. Khurana, S. Katyal, e R. K. Marwaha, "Psychosocial burden in thalassemia," *Indian J. Pediatr.*, vol. 73, no. 10, pp. 877-880, Oct. 2006.

[80]   "icbt06il0p877.pdf.".

[81]   S. A. Ammad, S. M. Mubeen, S. F. U. H. Shah, and S. Mansoor, "Parents' opinion of quality oflife (QOL) in Pakistani thalassaemic children," *Age Years*, vol. 4, no. 6, p. 45, 2011.

[82]   C. Borgna-Pignatti, M. Marsella, and N. Zanforlin, "The natural history of thalassemia intermedia," *Ann.N. Y.Acad.Sci.*,vol. 1202, no. 1,pp.214-220, Aug. 2010.

[83]   E. A. Rachmilewitz and P. J. Giardina, "How I treat thalassemia," *Blood*, vol. 118, no. 13, pp. 3479-3488, Sep. 2011.

[84] A. F. Eder e L. A. Chambers, "Noninfectious Complications of Blood Transfusion," *Arch. Pathol. Lab. Med.*, vol. 131, no. 5, pp. 708-718, May2007.

[85] B. Modell, M. Khan, M. Darlison, M. A. Westwood, D. Ingram, and D. J. Pennell, "Improved survival of thalassaemia major in the UK and relation to T2* cardiovascular magnetic resonance,"*/. Cardiovasc. Magn. Reson.*, vol. 10, p. 42, set. 2008.

[86] I. Thuret *et al.*, "Complicações e tratamento de doentes com β-talassemia em França: resultados do Registo Nacional", *Haematologica*, vol. 95, no. 5, pp. 724-729, maio de 2010.

[87] C. Borgna-Pignatti, "The life of patients with thalassemia major," *Haematologica*, vol. 95, no. 3, pp. 345-348, Mar. 2010.

[88] E. Angelucci *et al.*, "Hematopoietic stem cell transplantation in thalassemia major and sickle cell disease: indications and management recommendations from an international expert panel," *Haematologica*, vol. 99, no. 5, pp. 811-820, maio de 2014.

[89] A. King e S. Shenoy, "Evidence-based focused review of the status of hematopoietic stem cell transplantation as treatment of sickle cell disease and thalassemia," *Blood*, vol. 123, no. 20, pp. 3089-3094; quiz 3210, maio de 2014.

[90] A. Finotti *et al.*, "Recent trends in the gene therapy of β-thalassemia, "*J. Blood Med.*, vol. 6,pp.69-85, Feb. 2015.

[91] Y. Liu, H. Miyoshi, e M. Nakamura, "Encapsulated ultrasound microbubbles: Therapeutic application in drug/gene delivery,"*/. Controlled Release*, vol. 114, n.º 1, pp. 89-99, agosto de 2006.

[92] R. F. Minchin, R. J. Orr, A. S. Cronin, e R. L. Puls, "The pharmacology of gene therapy," *Croat. Med.J.*, vol. 40, no. 3, pp. 381-391,1999.

[93] A. Thiyagarajan, "Advancement in Thalassemia Treatment: A View from Gene Therapy," *Clin. Pharmacol. Biopharm.*, vol. 07, no. 01, 2018.

[94] R. Yamashita *et al.*, "The Impact of the Child with Thalassemia On the Family: Parental Assessment by Child Health Questionnaire.", *Blood*, vol. 114, no. 22, pp. 1371-1371, Nov.

2009.

[95] B. Shah and R. Bhavsar, "Carrier parents ofTay Sachs disease and beta-thalassemia," *Indian Pediatr.*, vol. 42, no. 5, p. 498, 2005.

[96] A. C. Gorakshakar *etal.*, "Prenatal diagnosis ofbeta-thalassemia among Indians using denaturing gradient gel electrophoresis," *Hemoglobin*, vol. 21, no. 5, pp. 421-435, Sep. 1997.

[97] C. Thakur [Mahadik] *etal.*, "Prenatal diagnosis ofbeta-thalassaemia and other haemoglobinopathies in India," *Prenat. Diagn.*, vol. 20, no. 3, pp. 194-201, Mar. 2000.

[98] Y. W. Kan, K. Y. Lee, M. Furbetta, A. Angius, e A. Cao, "Polimorfismo da sequência de ADN na região do gene da beta-globina. Application to prenatal diagnosis ofbeta 0 thalassemia in Sardinia," *N. Engl.J. Med.*, vol. 302, no. 4, pp. 185-188, Jan. 1980.

[99] M. C. Rosatelli and L. Saba, "Prenatal Diagnosis of β-Thalassemias and Hemoglobinopathies.", *Mediterr.J. Hematol. Infect. Dis.*, vol. 1, no. 1, Nov. 2009.

[100] D. Loukopoulos, "Current status of thalassemia and the sickle cell syndromes in Greece," *Semin. Hematol*, vol. 33, no. 1, pp. 76-86, Jan. 1996.

[101] M. A. Angastiniotis e M. G. Hadjiminas, "Prevention of thalassaemia in Cyprus," *LancetLond. Engl.*, vol. 1, n.º 8216, pp. 369-371, Fev. 1981.

[102] A. Cao, "Results of programmes for antenatal detection of thalassemia in reducing the incidence of the disorder," *Blood Rev.*, vol. 1, no. 3, pp. 169-176, set. 1987.

[103] M. Petrou e B. Modell, "Prenatal screening for haemoglobin disorders," *Prenat. Diagn.*, vol. 15, no. 13, pp. 1275-1295, Dez. 1995.

[104] A. C. Gorakshakar e R. B. Colah, "Cascade screening for beta-thalassemia: A practical approach for identifying and counseling carriers in India," *Indian J. Community Med. Off. Publ. Indian Assoc. Prev. Soc. Med.*, vol. 34, no. 4, pp. 354-356, Out. 2009.

[105] A. Cao, M. C. Rosatelli, and R. Galanello, "Control ofbeta-thalassaemia by carrier screening, genetic counselling and prenatal diagnosis: the Sardinian experience," *Ciba Found. Symp.*, vol. 197, pp. 137-151; discussão 151-155, 1996.

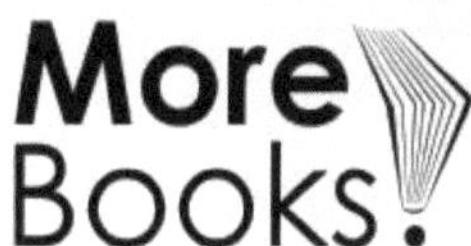

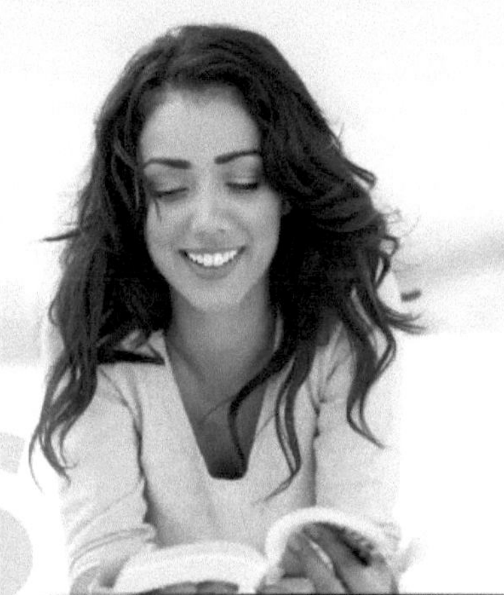

I want morebooks!

Buy your books fast and straightforward online - at one of world's fastest growing online book stores! Environmentally sound due to Print-on-Demand technologies.

Buy your books online at
www.morebooks.shop

Compre os seus livros mais rápido e diretamente na internet, em uma das livrarias on-line com o maior crescimento no mundo! Produção que protege o meio ambiente através das tecnologias de impressão sob demanda.

Compre os seus livros on-line em
www.morebooks.shop

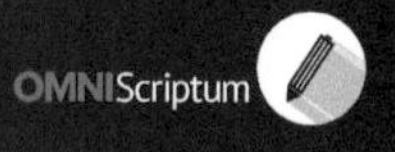

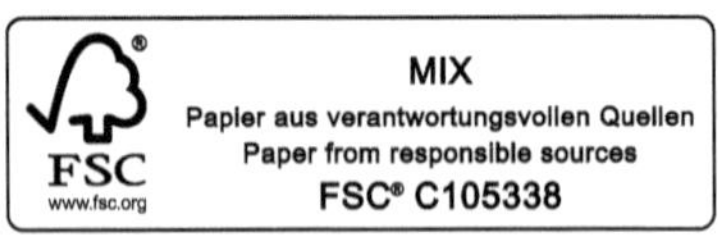

Printed by Books on Demand GmbH, Norderstedt / Germany